AF297016

HISTOIRE

DU

LYMPHO-SARCOME VRAI

PAR

Antonio GOGLIOSO,

Docteur
De la Faculté de médecine de Paris.

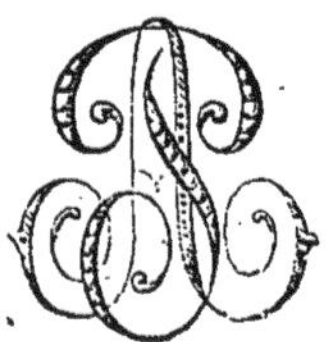

PARIS

IMPRIMERIE DE A. PARENT

IMPRIMEUR DE LA FACULTÉ DE MÉDECINE
31, rue Monsieur-le-Prince, 31.

—

1874

A MON PÈRE LE Dr GOGLIOSO

A MA MÈRE

A MES PARENTS

A MES AMIS

A MON PRÉSIDENT,

M. LE PROFESSEUR GOSSELIN.

HISTOIRE

DU

LYMPHO-SARCOME VRAI

————

HISTORIQUE. — DÉFINITION.

Les tumeurs dont nous allons nous occuper ont une histoire bien récente ; longtemps elles ont été confondues sous le nom de scrofules ou de strumes. Depuis peu seulement, et dans ces derniers temps, l'étude et l'observation se sont portées de ce côté. Les Allemands d'abord les séparèrent sous le nom de sarcômes scrofuleux ou de sarcômes glandulaires. Reindfleich parla du sarcôme lymphadénoïde ; Billroth fit un travail sur l'adéno-sarcôme, et Virchow les appela tout simplement lympho-sarcômes.

En France, MM. Vulpian, Cornil, Ranvier examinent ces tumeurs au microscope et en décrivent la structure, alors que MM. Verneuil, Trélat, Lannelongue en présentent un certain nombre d'observations à la Société de chirurgie qui, par ses travaux et ses discussions intéressantes (année 1872), jette un jour certain sur cette curieuse affection.

Mais la vérité exacte est encore loin d'être connue, et si l'on fait aujourd'hui une différence entre le sarcôme pur primitif des ganglions et le sarcôme à type lymphadénoïne, ce que nous allons appeler lympho-sarcôme, il est du moins bien difficile de séparer celui-ci de certaines hyperplasies ganglionnaires, décrites sous le nom d'adénie, de leucocythémie, d'hyperplasie idiopathique simple (lymphadénome de Ranvier, lymphome de Virchow), qui semblent naturellement rentrer dans le même cadre nosologique, et dont la lésion anatomique peu distincte se traduit dans la marche par des phénomènes semblables, c'est-à-dire par des productions secondaires présentant le même type que la tumeur primitive.

Aussi, dans une thèse de concours soutenue par M. Bergeron (1) et dans une autre intitulée *Du lymphadénome* (2), les mots lympho-sarcôme et lymphadénome sont employés indistinctement. Cependant, dans une thèse plus récente, travaillée sous les auspices de M. Nicaise, l'auteur fait une distinction complète entre ces deux mots, qu'il applique à deux affections, tout à fait différentes selon lui, et qu'il s'efforce de séparer et de différencier.

Mais, avant d'entrer dans la description de ces tumeurs, avant de décrire leur mode de formation, leurs variétés, leur marche et leurs analogies et quoique le

(1) Des tumeurs ganglionnaires du cou.
(2) Grocler, 1873.

lympho-sarcôme s'écarte jusqu'à un certain point du type pur sarcomateux, nous allons néanmoins dire ce que l'on entend par le mot sarcôme en général ; et certes nous ne pouvons mieux faire que d'emprunter sa définition à l'ouvrage si remarquable de MM. Cornil et Ranvier :

« Pour nous, nous définirons les sarcômes des tumeurs constituées par du tissu embryonnaire pur, ou subissant une des premières modifications qu'il présente pour devenir un tissu adulte.

« Ainsi, quand le tissu embryonnaire se transforme en tissu fibreux, ses cellules, de sphériques qu'elles étaient, s'allongent, prennent une forme de fuseau et il se fait une substance fondamentale amorphe. C'est là une forme embryonnaire de tissu conjonctif et les tumeurs présentant une constitution analogue seront encore des sarcômes.

« Si le tissu sarcomateux a son type à l'état physiologique, on peut aussi lui trouver un analogue dans un état pathologique dans l'inflammation. Ainsi, dans les bourgeons charnus développés aux dépens du tissu conjonctif et marchant vers la guérison, on rencontre toutes les formes embryonnaires du tissu conjonctif ; certains sarcômes ont une structure semblable. En outre, si le tissu inflammatoire vient de la moelle osseuse, il montre en s'organisant en bourgeons charnus, des cellules identiques avec celles de la moelle des os et souvent des travées osseuses en voie de développement. Des formes identiques se présentent dans le tissu de certaines tumeurs sarcomateuses. Les seules différences qu'il nous soit donné d'observer entre le sarcôme et le tissu inflammatoire, c'est qu'on peut saisir une origine différente dans les deux cas. Lorsque le tissu inflammatoire a pour origine une plaie ou une maladie chronique des os ou des articulations, sa fin sera l'élimination ou sa constitution à l'état de tissu normal permanent, une guérison en un mot, tandis que le sarcôme continuera à accroître indéfiniment. »

... En quelque lieu que se trouve un sarcôme, il n'est pas toujours facile de le reconnaître au premier abord, car les cellules des sarcômes sont si variées de forme et de dimension, elles sont si peu caractéristiques par elles-mêmes qu'on ne peut faire le diagnostic de ces tumeurs par le raclage et qu'il en faudra chercher ailleurs les caractères essentiels (Ranvier). Ses cellules, en effet, sont tantôt sphériques, tantôt irrégulières avec des prolongements, d'autres sont allongées en forme de fuseau (éléments fibro-plastiques). Enfin il y a de grandes ou de petites cellules renfermant de un à cinquante noyaux. Nous ne chercherons donc pas le diagnostic dans l'aspect de la cellule, mais bien dans l'arrangement des éléments de la tumeur. Ainsi nous verrons que dans le sarcôme les cellules se touchent ou sont simplement séparées par une tumeur amorphe ; or aucune tumeur ne présente cette structure si simple et tout à fait embryonnaire ; des vaisseaux sanguins existent en grand nombre dans la tumeur, et sur une coupe on aperçoit leur calibre entouré seulement de cellules ; rarement ils ont une tunique propre (Ranvier).

Voilà donc, d'après Cornil et Ranvier, la définition et la constitution histologique du sarcôme à type pur au point de vue général. Evidemment ce sarcôme à type pur peut se développer dans les glandes lymphatiques, et nous en citons d'ailleurs plus loin une observation; mais dans cette affection que Virchow, Reindfleich, Ranvier appellent lympho-sarcôme vrai, la tumeur sarcomateuse va se composer de tissu lymphatique, et sa substance, « prototype de la substance lymphadénoïde ressemblera parfois tellement à celle-ci qu'il sera pour ainsi dire impossible, même au microscope, d'affirmer que l'on a affaire à un lympho-sarcôme plutôt qu'à une hyperplasie monstrueuse. » (Reindfleich.)

Aussi c'est ce qui fait que le mot lympho-sarcôme n'exprime peut-être pas suffisamment une idée bien définie et ne délimite pas d'une façon complète les tumeurs que nous voulons étudier.

« Le mot lympho-sarcôme, dit Ranvier, est une expression mal définie qui, comme celle d'ostéo-sarcôme, peut être prise dans deux sens différents, soit qu'on veuille exprimer une formation sarcomateuse pure développée dans les ganglions ou dans un os, soit qu'on veuille exprimer une formation sarcomateuse se transformant dans le sens du tissu ganglionnaire ou du tissu osseux, quel que soit du reste son point de départ. »

Ce dernier serait le lympho-sarcôme vrai, c'est-à-dire, d'après une définition de M. Ranvier trouvée dans des considérations présentées à la Société de chirurgie, « une tumeur composée de tissu lymphatique et d'éléments regardés comme sarcomateux. »

Ici nous touchons aux différentes hyperplasies ganglionnaires qui vont présenter les mêmes éléments et desquelles il nous sera bien difficile de séparer le lympho-sarcôme. La perméabilité des ganglions et la présence des globules blancs dans le sang ; la généralisation rapide dans l'adénie ; la végétation uniforme de toutes les parties de la glande et la présence d'un réticulum fin conservé, tant dans ces dernières affections que dans le lymphadénome vrai, permettront seuls de les distinguer du lympho-sarcôme dont les éléments seront plus avancés, tantôt la partie connective se développant outre mesure et envahissant la glande aux dépens de la partie cellulaire, tantôt, au contraire, les cellules végétant avec une telle abondance que la partie fibreuse disparaît ou bien est réduite au minimum.

Mais, avant d'entrer dans la description de ces tumeurs ganglionnaires, je pense qu'il serait nécessaire de donner une idée du ganglion à l'état normal et d'en étudier la structure histologique.

GANGLIONS LYMPHATIQUES.

La connaissance des ganglions, quant à leur structure, est restée longtemps dans l'obscurité, et ce n'est que depuis peu de temps que leur étude a permis de croire à des résultats précis, à des données un peu certaines. Les anatomo-pathologistes n'avaient cependant pas négligé cette question ; les uns crurent à un enroulement plus ou moins compliqué de vaisseaux lymphatiques ; d'autres, au contraire, attribuaient au ganglion un tissu propre. Plus tard, Breschet redonne du crédit à la première opinion. A son tour Bichat, en 1812, après avoir traité les ganglions par l'eau bouillante, les acides, les alcalis et divers réactifs, affirma qu'il devait y avoir dans les ganglions un tissu propre interposé entre les vaisseaux : « Chaque glande lymphatique peut être considérée comme le centre de deux petits systèmes capillaires opposés et qui s'anastomosent ensemble. Dans l'intérieur de ces glandes, ces rameaux, très-fibreux, repliés sur eux-mêmes de diverses manières, occupent une grande partie du tissu propre de ces organes que plusieurs ont cru, en conséquence, n'être autre chose que l'entrecroisement des absorbants, idée qui n'est point prouvée, puisque ce tissu n'est pas encore bien connu. »

L'obscurité ne cessa pas pour cela de régner sur la structure des ganglions, et ce n'est que depuis 1850 que les travaux français et étrangers ont abouti à un résultat positif. Noll en 1850, Brucke en 1853, Donders et Kolliker à la même époque ; plus récemment, His, Forster, Frey, et, dans ces derniers temps, M. Ranvier, se sont livrés à une série d'expériences qui nous ont appris sur la structure des ganglions les données que nous allons reproduire. Nous puiserons largement dans les admirables leçons de M. Ranvier, publiées dernièrement dans le *Progrès médical* ; nous lui emprunterons ses idées et nous suivrons autant que possible la marche de son travail.

Pour étudier la structure du ganglion on s'est servi
de différents procédés : la première méthode consiste
à injecter le ganglion avec du bleu de Prusse en solution dans l'eau. L'injection peut être directe ou indirecte. Dans le premier cas l'on pique directement le
ganglion, ou l'on injecte les parties avoisinantes, ou
bien même, si l'on aperçoit un vaisseau afférent assez
gros se rendant au ganglion, on y introduit une canule
très-fine et on y pousse l'injection.

Dans la méthode indirecte, qui est la préférable, on
injecte tout simplement par piqûre un ganglion superficiel, du cou par exemple, et l'on attend que, par le
moyen des vaisseaux lymphatiques nombreux qui
réunissent les ganglions superficiels aux ganglions
profonds, ceux-ci soient remplis par la matière colorante injectée.

« Les injections, dit M. Ranvier, permettent de
reconnaître facilement que les vaisseaux afférents, en
arrivant sur la capsule, se divisent immédiatement en
une série de ramifications qui embrassent cette capsule
à la manière des doigts de la main appliqués sur une
boule ; les vaisseaux efférents, au contraire, paraissent
sortir directement de la masse du ganglion. En exa-
minant la surface du ganglion, on voit qu'elle est
marbrée inégalement ; il s'y trouve des espaces circulaires légèrement bleuâtres, séparés par des interstices
d'un bleu plus foncé ; sur des coupes faites près de la
surface, on voit que les espaces bleuâtres corres-
pondent à des corps incolores, les interstices à des
corps colorés ; dans le milieu du ganglion tout paraît
coloré. »

Si l'on examine le ganglion par des coupes faites dans toutes les directions, on voit d'abord que près de la surface il se trouve d'assez larges masses presque sphériques, non colorées, et d'autres, relativement étroites, sinueuses, parfaitement colorées, et qui semblent ramper entre les premières. Celles-ci sont appelées follicules ; celles-là, qui ne sont en somme que des canaux lymphatiques étroits, prennent le nom de sinus. Si l'on porte son attention sur le milieu de la coupe on trouve les voies lymphatiques larges, fortement colorées, mais çà et là de petits îlots allongés et non empreints de matière colorante, que l'on a appelés cordons folliculaires.

Nous allons entrer dans l'exposé particulier de chaque partie constitutive du ganglion et, suivant l'exposé de M. Ranvier, nous étudierons la capsule, les travées fibreuses qui en partent, la substance caverneuse, les follicules et les cordons folliculaires, et enfin les vaisseaux sanguins. Nous y ajouterons quelques considérations sur la disposition des canaux afférents et sur la marche probable du courant lymphatique.

Capsule. — La capsule du ganglion est formée de tissu conjonctif et de fibres élastiques ; elle est plus ou moins épaisse, selon qu'elle appartient aux ganglions superficiels ou aux ganglions profonds. Si, après congélation, on examine un ganglion après avoir fait des coupes fines, on aperçoit, partant de la capsule, des travées nombreuses formées de tissu connectif, très-minces, s'anastomosant sans cesse entre elles dans l'intérieur du ganglion, devenant de plus en plus volumineuses, et convergeant vers un seul point, le hile du ganglion, où se réunissent les grosses travées.

Si nous avions eu l'intention d'étudier le ganglion suivant son épaisseur ou ses couches, nous passerions à l'étude de la couche corticale d'abord et de la substance médullaire ensuite. Mais, comme les sinus qui se trouvent dans la couche corticale se continuent avec les conduits lymphatiques de la substance médullaire, comme, d'autre part, les cordons folliculaires qui se trouvent vers le centre du ganglion sont les analogues des follicules, nous préférons étudier séparément la partie où pénètre l'injection et celle où elle ne pénètre pas. Abandonnant donc le mode de description de Frey, nous suivrons la façon de voir de M. Ranvier.

Substance caverneuse. — Nous appellerons substance caverneuse toute la partie dans laquelle pénètre l'injection faite par la méthode que nous avons indiquée, c'est-à-dire l'ensemble des sinus qui rampent entre les follicules dans la couche corticale, et les conduits lymphatiques de la substance médullaire.

Sur une coupe faite sur un ganglion l'aspect peut être différent ; ainsi sur une coupe parallèle à sa surface, on aperçoit les follicules circulaires autour desquels apparaissent les sinus empreints de matière colorante ; sur une coupe perpendiculaire les sinus se montrent d'une façon moins nette et se continuent sans ligne de démarcation bien tranchée avec les conduits de la substance médullaire. Comme il est assez difficile de distinguer sur un ganglion frais simplement durci, les sinus et les follicules qui tous deux sont remplis de cellules lymphatiques, on fait subir à la préparation différentes transformations, après lesquelles on aperçoit sur des coupes perpendiculaires à la surface les travées rayonnantes parties de la capsule ; à leur centre il y a une artère ou une veine. Puis de ces travées partent des fibres de tissu conjonctif qui se répandent dans tous les sens, s'anastomosent ensemble et forment un reticulum très-fin qui se poursuit jusqu'au centre du ganglion. On voit également bien sur ces préparations les sinus se continuer avec des espaces irréguliers situés dans la substance médullaire, en un mot avec les conduits lymphatiques. Un revêtement épithélial recouvre les follicules, les travées du réticulum et la face interne de la capsule ; parfaitement indiquée par Kolliker et Reklinghausen sur les follicules, sa présence sur les travées n'a été démontrée que dans ces derniers temps par M. Ranvier.

Substance folliculaire. — Nous appellerons substance folliculaire l'ensemble des follicules qui se trouvent placés dans la substance corticale, et des cordons folliculaires qui se détachent du milieu de la substance médullaire. Quoique l'on ne puisse pas toujours apercevoir le point où le cordon folliculaire se réunirait au follicule, pour Frey et Ranvier, ils doivent évidemment correspondre et être en rapport de continuité.

A l'étude du follicule, on apprend que la substance est formée, comme la substance caverneuse, d'un réticulum excessivement fin, formé de fibrilles minces s'anastomosant en formant des nœuds. Le long de ce réticulum rampent dans toutes les directions un grand nombre de capillaires. Vers les nœuds formés par l'entrecroisement des fibrilles et à leur surface, on aperçoit des noyaux entourés d'une masse de protoplasma et qui appartiendraient aux cellules d'un revêtement épithélial qui n'aurait pu encore être imprégné. (Ranvier.)

Eléments cellulaires. — « Nous trouvons d'abord dit Ranvier, dans les ganglions toutes les variétés d'aspect des éléments que nous avons étudiés dans la lymphe et dans le sang sous le nom de globules lymphatiques.

Si, après un premier raclage sur la surface d'un fragment de ganglion, on racle une seconde fois en appuyant un peu plus fort, on rencontre en abondance, dans le suc obtenu entre les éléments précédents, de grandes cellules plates et qui paraissent fusiformes quand on les observe de profil ; elles ont un noyau ovalaire grand et clair, muni d'un ou plusieurs nucléoles bien apparents et présentant des formes variées plus ou moins irrégulières. Il y a longtemps que l'on connaît ces cellules ; on voit que dans les irritations elles deviennent un peu globuleuses, en conservant leur forme irrégulière, et contiennent un grand nombre de noyaux. C'est à cause de ce fait que Forster les appelait cellules mères des ganglions lymphatiques. Aujourd'hui il ne peut rester aucun doute sur leur véritable nature : ce sont tout simplement des cellules endothéliales. »

Vaisseaux sanguins et courant lymphatique dans les ganglions. — Lorsque l'on réussit à injecter artificiellement les vaisseaux sanguins des ganglions lymphatiques, on voit alors que ces vaisseaux viennent de source différente : les uns entrent par le hile dans le ganglion, les autres par la capsule. De là ils se dirigent, soit à la périphérie, soit au centre, et envahissent les conduits lymphatiques, les sinus et les follicules, en entrant au point où ces derniers se réunissent aux cordons folliculaires ; chaque conduit lymphatique, selon son importance, est traversé par une branche artérielle, une veine ou un vaisseau capillaire (Frey). Dans les sinus les artères envoient des branches transversales qui se ramifient de plus en plus ; dans les cordons folliculaires elles se divisent en branches rectangulaires à peu près égales pour toutes les directions : et dans les follicules les artères se ramifient aussitôt en un grand nombre de capillaires, qui se dirigent vers le sommet du follicule pour redescendre ensuite et se réunir enfin pour former une veine.

Comme déjà nous l'avons dit, on se sert de l'injection pour démontrer la marche du courant lymphatique ; on voit alors qu'en sortant du vaisseau afférent le liquide entre dans les sinus ou espaces enveloppant les follicules, pour de là pénétrer dans les conduits lymphatiques, y séjourner longtemps, empêché qu'il est dans sa marche par le réticulum fin, sillonnant le calibre des conduits et enfin venir aboutir dans un endroit non précisé à un canal efférent.

D'après Frey les canaux lymphatiques afférents arrivent aux ganglions, soit isolément, soit en grand

nombre ; leur paroi est mince et présente un certain
nombre de valvules. De plus, à son entrée dans le
ganglion, cette paroi disparaîtrait en allant se confondre avec le tissu connectif de la capsule, et le vaisseau, après s'être ramifié un certain nombre de fois,
ou sous la forme d'un canal creux, irait se jeter dans
un sinus. Près de leur entrée, les vaisseaux afférents
présentent des renflements périvalvulaires assez con-
sidérables, et il est probable, dit Ranvier, « que par
l'activité de leurs parois musculaires ils jouent un rôle
important dans la circulation lymphatique du ganglion. »

Quant aux vaisseaux efférents, il est difficile de voir
le point de leur formation ; si on les examine de dehors
en dedans, on suit les ramifications jusqu'à un certain
point, puis l'on voit leur paroi se perdre dans le tissu
connectif du ganglion (Frey).

En résumé, nous pouvons dire avec Frey : « Le
vaisseau lymphatique afférent perfore la capsule du
ganglion, se transforme en canal et débouche dans les
sinus enveloppants. Ces derniers communiquent avec
le réseau des conduits lymphatiques de la substance
médullaire, et ceux-ci se réunissent pour former les
premières branches du vaisseau efférent ; ces rameaux
contenus dans les cloisons de la substance médullaire
se confondent à un moment donné, ainsi que les cloisons elles-mêmes, pour constituer le tronc du vaisseau
efférent proprement dit. »

Quel peut donc être le rôle des cordons folliculaires
et des follicules dans tout ceci ? Quoique placés au milieu de la substance médullaire, les cordons follicu-

laires sont entourés d'une couche endothéliale, et la lymphe n'y doit pas pénétrer facilement. Cependant, dit M. Ranvier, les endothéliums ne constituent pas une barrière infranchissable ; de plus, à la suite des injections artificielles et pendant le passage du chyle, de petites granulations, formées de matière colorante ou de graisse, s'avancent dans les cordons folliculaires et jusqu'au centre des follicules (Frey et Ranvier). Nous savons encore que la lymphe du vaisseau efférent est souvent plus riche que celle du vaisseau afférent ; il est donc évident que, sans qu'il y ait une véritable circulation dans les follicules et les cordons folliculaires, il se fait néanmoins entre eux et la substance caverneuse un échange d'éléments. Serait-ce donc là, comme le donnent à penser Frey et Ranvier, que se formeraient de nouvelles cellules lymphatiques ?

DES DIFFÉRENTES HYPERPLASIES GANGLIONNAIRES COMPARÉES ENTRE ELLES.

D'après le mode de développement, il faut admettre dans les ganglions lymphatiques un gonflement inflammatoire secondaire, dû à l'infection, ensuite une hyperplasie idiopathique (lymphôme de Virchow, lymphadénome de Ranvier), enfin une dégénérescence sarcomateuse des ganglions qui peut être secondaire ou primitive (Billroth). Nous ne devrons nous occuper ici que de la dégénérescence primitive. Laissons également de côté, du moins pour le moment, les produits inflammatoires secondaires décrits sous le nom d'adénite chronique ou de scrofules, et, tout en reconnaissant que la délimitation de ces néoplasies est difficile, nous nous attacherons spécialement à l'étude du développement de l'hyperplasie idiopathique et du lympho-sarcôme proprement dit ou primitif.

Dans ces gonflements ganglionnaires provenant de causes si diverses, comme nous venons de le dire, il est bien difficile au début d'en reconnaître la nature ; et ce n'est que la marche ultérieure qui nous permet plus tard d'en faire le diagnostic. Mais, lorsque nous arrivons à vouloir constater les différences qu'il y a entre les ganglions idiopathiquement hyperplasiés, avec accompagnement ou non d'adénie ou de leucocythémie et l'hyperplasie à éléments plus avancés, que nous appelons ici lympho-sarcôme, la difficulté s'agrandit et le microscope lui-même n'est pas toujours assez puissant.

Examinons sur une glande hyperplasiée la structure histologique en voie de développement ; tous les éléments cellulaires des glandes commencent à végéter, les cellules de la substance caverneuse et des follicules, les cellules de tissu conjonctif de la capsule et des travées fibreuses qui se répandent dans l'intérieur du ganglion ; pendant un temps le ganglion reste perméable, puis, si la maladie doit suivre une marche ascendante, les cellules augmentent, les voies ganglionnaires sont obstruées, les follicules sont détruits, la capsule se transforme, et il ne reste bientôt plus qu'un amas de cellules lymphatiques au milieu desquelles cependant on aperçoit un fin réticulum (Billroth).

Or, examinez un ganglion au début d'une hyperplasie ; l'aspect sera toujours le même, que l'hyperplasie soit simple et doive rester stationnaire ou régresser, ou bien qu'elle doive suivre sa marche envahissante et donner lieu à un lymphadénome pur, ou à un lympho-sarcôme vrai. « Si une glande lymphatique devient sarcomateuse, dit Billroth, elle ne montre jusqu'à un certain degré de grossissement que les modifications qu'on observe également dans l'hyperplasie simple. »

Une observation de ce genre de tumeurs, recueillie par M. Bourdon et présentée à la Société anatomique le 19 janvier 1872 a été publiée par M. Bergeron dans sa thèse de concours. Cette observation est trop connue pour que nous puissions la rapporter complètement ici. Nous nous bornerons à donner l'examen microscopique fait par M. Malassez au Collége de France.

L'examen a porté :

1º Sur un ganglion provenant de la masse ganglionnaire cervicale ;

2º Sur une portion de la tumeur du corps thyroïde ;

3º Sur une tumeur du foie.

Ganglion. — Le ganglion a la forme et le volume d'un petit œuf de pigeon. A la coupe, son tissu est homogène, de couleur blanc jannâtre, légèrement rosé. Il est de consistance presque fibreuse, par la pression on fait sourdre un liquide lactescent, sous forme de petites gouttelettes qui, se réunissant les unes aux autres, forment une couche liquide opalescente au-dessus de la coupe. Ce liquide, examiné au microscope, contient un grand nombre d'éléments analogues aux cellules lymphatiques, cellules rondes, granuleuses, pour la plupart à un seul noyau, et mesurant de 9 à 12 millimètres.

On trouve un certain nombre de noyaux libres et une certaine quantité de granulations, soit libres, soit réunies en petites masses, le tout provenant probablement d'éléments détruits.

Sur des coupes minces, après durcissement dans l'acide picrique, on trouve, et cela quelle que soit la partie de la tumeur examinée, un réticulum et des cellules incluses dans le réticulum. Les cellules sont de tout point semblables à celles trouvées dans le liquide lactescent ; le réticulum est très-mince, très-fragile, et présente des nœuds dont les uns sont fertiles, les autres stériles. De distance en distance, on voit des travées assez épaisses de tissu conjonctif, formant comme des loges dans l'intérieur desquelles se trouve le tissu adénoïde. A la périphérie, ces travées sont plus abondantes, les loges lymphatiques plus petites ; enfin, tout à fait à la limite, on ne trouve plus que du tissu conjonctif disposé en faisceaux parallèles à la surface du ganglion, et ne contenant que quelques rares cellules.

En résumé, ce ganglion est atteint d'hypertrophie hyperplasique.

Tumeur du corps thyroïde. — Le tissu de cette tumeur a le même aspect que celui du ganglion ; cependant il est un peu plus difficile d'en obtenir du suc. La structure est également semblable : réticulum et cellules lymphatiques. On ne retrouve en aucun point de la tumeur le tissu normal de la glande.

Cette tumeur est donc un lymphadénome.

Tumeur du foie. — Elle a la forme et le volume d'un petit pois ; son tissu est gris rosé, un peu jaunâtre et tranche sur le brun du foie. Le passage de l'un à l'autre est assez brusque.

La structure est encore la même que celle de la tumeur du corps thyroïde. C'est donc encore un lymphadénome.

Sur les limites de la tumeur on trouve, comme pour les ganglions du cou, une proportion plus considérable de tissu conjonctif, puis dans les parties du foie circonvoisines, une hyperplasie du tissu conjonctif interlobulaire, lequel enserre les lobules hépatiques qui s'atrophient.

« Si donc on a bien constaté que la tumeur est en voie de développement, et si on veut bien admettre que la tumeur naît de la même façon qu'elle se développe, on peut dire que la tumeur prend son point de départ dans le tissu interlobulaire, qu'elle est précédée par une hyperplasie du tissu conjonctif interstitiel détruisant le tissu hépatique, et que c'est dans ce tissu conjonctif de nouvelle formation que se développe le tissu lymphatique.

« Nous avons donc en somme une tumeur ganglionnaire probablement primitive, et qui est une hypertrophie ganglionnaire; deux tumeurs, l'une dans la glande thyroïde, l'autre dans la glande hépatique probablement secondaires toutes les deux, et qui sont des lymphadénomes. »

Cas de lymphadénome publié par M. le professeur Verneuil. — Tumeur
ganglionnaire du cou. -- Mort subite.

Dans le service de M. Verneuil, à l'hôpital Lariboisière, se trouvait un homme d'un certain âge, portant au cou un engorgement ganglionnaire. (Les renseignements sur les développements et les caractères extérieurs de la tumeur nous manquent.)

Un érysipèle survint, M. Verneuil compta un peu sur cette affection intercurrente pour voir disparaître la tumenr ; car il n'est pas très-rare que ces tumeurs se résorbent sous l'influence d'un travail morbide étranger. Il vit, en effet, la tumeur diminuer pendant le cours de l'érysipèle, et lorsque celui-ci fut guéri, elle avait presque entièrement disparu. Mais elle prit de nouveau un développement, et acquit bientôt le volume qu'elle avait précédemment.

D'après l'âge avancé du malade, M. Verneuil diagnostiqua un cancer primitif des ganglions.

Un beau jour le malade mourut subitement, sans qu'on pût bien se rendre compte de sa mort ; quelques instants auparavant, il s'était encore promené dans la cour et n'éprouvait aucun malaise.

Autopsie. — Au cou, du côté gauche, sous la peau saine, on trouve une tumeur qui occupe la plus grande partie de la région sus-claviculaire et la région carotidienne.

Cette tumeur est bosselée et très-adhérente à la partie profonde ; on cherche à la détacher avec le scalpel, et on fait quelques tractions qni, je l'affirme, ne dépassent pas en vigueur celles que l'on développe dans les opérations de ce genre, sur le vivant. A ce moment, le pneumogastrique et la carotide primitive, sur une étendue de 8 à 10 centimètres, se détachent et viennent avec la tumeur.

Par la dissection et les coupures, on voit que le pneumogastrique, les carotides, les ganglions, sont entourés d'un tissu grisâtre, scléreux, criant sous le scalpel.

Les ganglions sont de grosseur variable, comme une noisette ou une noix, tous sont blanchâtres, ramollis à la coupe, d'aspect encéphaloïde.

On ne trouve rien de particulier du côté du cœur et des autres organes.

Examen microscopique. — Après durcissement dans l'alcool absolu on pratique des coupes sur le pneumogastrique et l'atmosphère scléreuse qui l'entoure, on voit ainsi que les faisceaux du nerf sont dissociés par un tissu fibreux de nouvelle formation ; le tissu perifasciculaire est fondu avec ce tissu ; mais les tubes nerveux sont respectés, leurs cylindres-axes sont normaux, le tissu conjonctif intra fasciculaire ne présente aucune altération.

Des ganglions, recueillis immédiatement après la mort, ont servi à l'étude histologique. Au raclage, cellules lymphatiques tout à fait normales, sur des coupes colorées, après durcissement dans l'acide picrique, tissu lymphatique normal, avec réticulum un peu granuleux, et accumulation de cellules lymphatiques.

Les limites du tissu lymphatique ne sont pas précises ; elles se confondent avec le tissu fibreux de nouvelle formation qui englobe les ganglions.

« On avait donc affaire ici à la variété de lymphadénome, caractérisée par l'hyperplasie de cellules lymphatiques. Ici, si on avait tenté l'opération, on se serait heurté à des difficultés insurmontables, en raison de l'adhérence de la tumeur avec les vaisseaux et nerfs (pneumogastriques) de la région, qui étaient englobés dans la tumeur ; de l'altération de ces organes, qui se seraient inévitablement rompus pendant l'opération. »

Qu'observons-nous encore dans ces états pathologiques divers ? La leucocythémie de Virchow et l'adénie de Trousseau, décrite par les chirurgiens sous le nom de lympho-sarcòmes multiples ? Toujours nous voyons la même végétation du tissu propre des glandes.

« L'augmentation de volume de la rate et des ganglions lymphatiques, dit M. Sée, n'est pas suffisante pour produire la leucocythémie ; pour qu'il en soit ainsi, il faut.qu'il y ait hyperplasie du tissu propre de l'organe, c'est-à-dire augmentation de sa partie active. Si, en effet, dit-il, la rate ou les ganglions lymphatiques sont altérés sans qu'il y ait hyperplasie, les globules blancs n'augmentent pas ; aussi voit-on des fiévreux qui présentent des engorgements spléniques énormes sans aucune trace de leucocythémie. » M. Sée fait encore observer que lorsque la végétation primitive des glandes lymphatiques vient à manquer, on voit apparaître de nouvelles glandes lymphatiques qui se forment de toutes pièces dans les plèvres, dans le foie, le rein, les intestins ; il y a pour ainsi dire prolifération du tissu adénoïde, représentant les éléments lymphatiques augmentés de nombre et de volume ; cela résulte de l'observation de Friedreich, Leudet, Botcher et Billroth (Trousseau).

Si maintenant nous jetons un coup d'œil sur cette affection décrite par Trousseau sous le nom d'adénie et de lympho-sarcôme multiple par les chirurgiens, nous trouvons toujours cette même hyperplasie chronique, lentement progressive et donnant lieu également à des produits lymphoïdes secondaires dans les divers organes. La seule différence est celle-ci, c'est que la leucocythémie donne lieu à l'accumulation de globules blancs qui, par leur pouvoir adhésif démontré par Poiseuille, dilatent les vaisseaux, les rompent parfois et produisent alors dans le foie, les reins, de véritables apoplexies blanches, du milieu desquelles partirait peut-être, dit M. Ranvier, le développement des produits lymphoïdes; dans l'adénie au contraire, les ganglions sont gorgés de globules rouges (Ranvier), et le produit lymphoïde, notamment dans le foie, serait dû à la végétation du tissu connectif. Comment donc séparer ces deux états pathologiques dont le début et la terminaison sont les mêmes, aussi bien en clinique qu'en anatomie ?

Voici deux observations de ces sortes de tumeurs où nous verrons l'examen microscopique donner des résultats presque identiques.

Cas de leucocythémie. Observation communiquée à M. Bergeron
par M. Valtat.

Rivière (Louis), ferblantier, âgé de 46 ans, entre le 21 décembre 1871, dans le service de M. Panas, à l'hôpital Saint-Louis salle Sainte-Marthe, no 3, pour une tumeur volumineuse qu'il porte dans la gorge depuis trois mois et demi environ. Jusqu'à cette époque il a toujours joui d'une bonne santé, et, dans sa famille, il ne connaît rien qui de près ou de loin ressemble à sa maladie.

Le début de cette dernière s'annonce par un sentiment de gêne dans la gorge, marqué surtout pendant la déglutition ; en même temps, l'ouïe s'affaiblissait à gauche, et la région parotidienne de ce côté était le siége d'une tuméfaction notable ; en se regardant dans une glace, il vit que son amygdale gauche était grosse et un peu rouge. Un médecin, qu'il consulta, lui fit des insufflations d'une poudre blanche; mais sans résultat. Son affection fit des progrès rapides. Le gonflement de la région parotidienne envahit bientôt toute la moitié gauche du cou, et, au bout de trois mois, la tumeur de l'amygdale avait acquis un tel développement, que l'isthme du gosier était obstrué presque complètement.

La déglutition devint alors très-pénible; la voix, nasonnée au début, s'affaiblit de jour en jour, et bientôt il ne put qu'articuler des sons voilés et inintelligibles.

En même temps survint un écoulement continuel de salive par la bouche entr'ouverte et un amaigrissement rapide. C'est alors que le malade se présenta à l'hôpital.

A son entrée on constate, outre une maigreur très-accusée, une décoloration complète des téguments, dont la blancheur mate, transparente, rappelle l'aspect de la cire vierge.

La moitié gauche du cou, surtout au niveau de la région parotidienne, est le siége d'une tumeur énorme, multilobée, de consistance élastique. La peau, très-amincie en certains points, est violacée et adhérente. L'amygdale du même côté est remplacé par une masse considérable de tissu grisâtre, très-friable, identique, comme aspect, à la substance grise cérébrale; cette tumeur repousse très-fortement le voile du palais en avant, et descend assez bas dans le pharynx, pour qu'avec le doigt on ne puisse atteindre sa limite. Ajoutons que jamais elle n'a donné lieu au moindre écoulement de sang, et que les douleurs y sont peu marquées, même au toucher.

Le 11 janvier 1872, une opération partielle est pratiquée dans le but de soulager le malade, dont la respiration est devenue très-pénible ; la tumeur ne résistant pas aux pinces est morcelée avec les doigts, et une quantité assez notable du tissu morbide est enlevée du pharynx.

Le lendemain, le malade garde le lit, il a de la fièvre et des douleurs assez vives dans la gorge; le cou est le siége d'une tuméfaction considérable, en même temps que d'une rougeur assez vive. Cet état dure quelques jours, et le 20 janvier apparaît un point fluctuent qui est incisé et donne issue à une grande quantité de pus épais et rougeâtre. Peu à près je fis l'examen de la tumeur qui m'avait été confiée, et je pensai qu'il s'agissait d'un lymphadénome, j'eus recours d'ailleurs à l'extrême obligeance de M. Ranvier à qui je soumis de nombreuses préparations, et le savant maître confirma ce résultat. (Voir plus loin le détail de cet examen.)

L'exploration du système lymphatique fut faite alors avec soin et permit de constater les particularités suivantes : de chaque côté, surtout à gauche, les ganglions inguinaux sont le siége d'une tuméfaction notable, indolente, que n'explique d'ailleurs aucun état local ; le malade, en effet, n'a pas d'ulcération à la verge, et il n'a jamais eu en fait de maladie vénérienne, qu'une chaudepisse il y a quinze ans. Les ganglions lombaires sont pris aussi, et la palpation permet de reconnaître un empâtement très-manifeste dans cette région. Dans l'aisselle gauche, il existe un ganglion tuméfié, mobile et indolent, du volume d'une noix. Enfin la rate, qui dépasse en bas les fausses côtes de trois travers de doigt, forme une masse à grand axe, dirigé de haut en bas et de dehors en dedans, et mesurant 18 centimètres dans ce sens, sur 12 centimètres de diamètre transversal. D'ailleurs la percussion à ce niveau ne cause aucune douleur. Le foie paraît plus petit que d'habitude. Enfin les urines sont normales, et la vue est bonne. L'examen microscopique révèle dans le sang la présence d'un nombre assez considérable de globules blancs, de 50 à 70, dans le champ du microscope avec un grossissement de 280.

6 février. Une nouvelle exploration permet de constater que la rate a diminué beaucoup et qu'elle a repris ses dimensions normales ; en outre, les ganglions inguinaux sont à peine sensibles ; malgré cette amélioration apparente dans l'état local, le malade s'affaiblit de jour en jour, et reste confiné au lit.

Le 8. Une nouvelle opération partielle est pratiquée, et une notable portion de la tumeur pharyngienne est enlevée avec les doigts ; mais le soulagement qu'elle procure est de courte durée ; bientôt la respiration et la déglutition sont de nouveau gênées, la tumeur du cou s'ulcère en plusieurs points qui donnent issue à un liquide sanieux et fétide.

8 avril. Dans la nuit, le malade est pris de suffocation, et le lendemain, dès cinq heures du matin, la trachéotomie est pratiquée d'urgence.

Le 10. On constate des signes évidents de compression du genre sympathique. La pupille gauche est très-resserrée, l'ouverture palpébrale, du même côté, est sensiblement diminuée, enfin il existe une congestion peu marquée, mais non douteuse, de la conjonctive.

La respiration se fait assez facilement, grâce à la canule. Le malade, affaibli au dernier point, reste immobile dans son lit, plongé dans une sorte de torpeur.

Le 20 et jours suivants. Il rejette par la canule une grande quantité de mucosités filantes. Tous les jours la tumeur du cou augmente et s'ulcère davantage. Il survient alors de la diarrhée ; des eschares se montrent au sacrum et aux trochanters, et le malheureux tombe dans le dernier degré du marasme.

12 mai. Nouvel examen du sang, aussi concluant que la première fois ; peut-être même les globules blancs ont-ils augmenté. On en compte de 60 à 80 dans le champ du microscope (280 rouges). Les fragments de cette tumeur, après avoir séjourné deux jours dans l'alcool, sont plongés dans une solution très-faible d'acide chromique, où ils se durcissent rapidement.

Des coupes fines sont alors pratiquées dans tous les sens, puis colorées par la solution ammoniacale de carmin, traitées par l'acide acétique et conservées dans la glycérine.

L'examen microscopique y décèle la présence d'un tissu réticulé, dont les mailles sont remplies de cellules rondes lymphatiques. Ce réticulum, que l'on voit très-nettement sur les bords des préparations, et mieux encore sur des coupes traitées par le pinceau, prend naissance sur les parois des capillaires, qui contiennent de nombreux leucocytes accusés par le carmin. Il est très-net et paraît plus épais qu'à l'état normal.

Les cellules qui remplissent les mailles sont rondes à un noyau, et mesurent de 8 à 9 millimètres pour la plupart; à côté de ces dernières, on voit quelques cellules de dimension plus considérable et mesurant de 10 à 15 millièmes de millimètre.

Quant aux capillaires, ils sont très-nombreux; ils apparaissent avec des parois très-larges et contiennent, comme il été dit plus haut, des globules blancs en grand nombre. Ajoutons que sur plusieurs préparations on retrouve la muqueuse tapissant la tumeur, et ne présentant d'ailleurs aucune particularité.

« Les quelques détails qui précèdent justifient pleinement la définition de lymphadénome appliquée à cette tumeur. Elle représente, en effet, le type parfait du tissu lymphatique. Une seule production pourrait être confondue avec elle : c'est le lymphadéno-sarcôme.

Il n'est pas inutile, à ce propos, de rappeler que certains auteurs regardent comme très-difficile, même impossible, la distinction anatomique de ces deux espèces.

Quoi qu'il en soit, c'est seulement avec un lymphadéno-sarcôme mou que l'on pourrait confondre cette tumeur.

Or, la multiplicité des éléments cellulaires, sont des signes qui nous semblent suffisants pour séparer le limpho-sarcôme mou, du produit qui nous occupe.

Ajoutons, du reste, que pour le cas particulier, la présence dans les capillaires de nombreux leucocytes, suffit à elle seule pour lever tous les doutes. »

Observation recueillie par M. Castiaux.—Opération faite par M. Lannelongue.

Les pièces, présentées à la Société de chirurgie ayant donné lieu à une discussion intéressante, nous

ne donnerons ici que l'examen histologique et les con-
clusions.

Examen histologique. — Toutes nos pièces ont été disposées dans
une solution faible d'acide chromique. Après durcissement complet,
nous avons fait des coupes minces, que nous avons colorées par le
carmin et déposées dans la glycérine.

Ganglions lymphatiques. — Ils présentent tous la même structure :
un tissu réticulé excessivement fin, renfermant des cellules lymphatiques.

Le tissu réticulé est formé de trabécules d'épaisseur variable, se
réunissant les unes aux autres, généralement très-minces, s'accolant
et circonscrivant des mailles qui renferment des cellules. Ces mailles
sont quelquefois étroites et allongées, et renferment de longues
traînées de cellules juxtaposées. Ces trabécules sont colorées par le
carmin et présentent çà et là quelques noyaux.

Les cellules lymphatiques sont rondes ; leur contour est net, mais
non pas absolument régulier ; leur contenu est finement granuleux.
Situées dans les mailles du réticulum, elles peuvent être chassées par
le pinceau. Quelques-unes paraissent très-adhérentes au réticulum.

Les vaisseaux sont nombreux, leur paroi renferme des noyaux.
Telle est la structure générale de tous les ganglions hypertrophiés.
Quelques-uns, ceux du cou particulièrement, qui ont été les premiers
atteints, présentent dans leur structure un tissu conjonctif ondulé
très-abondant, qui devient parfois très-dense et donne à ces tumeurs
l'aspect du tissu fibreux.

Ceux de l'abdomen, que nous considérons comme de formation plus
récente, sont mous et riches, surtout en éléments cellulaires.

Rate. — Les tumeurs de la rate ne dépassent généralement pas le
volume d'un pois. Chacune se compose d'une série de nodules assem-
blés les uns à côté des autres et séparés par du tissu splénique sain.
Celui-ci est de couleur foncée, tandis que le tissu morbide se distingue
par sa coloration rosée. On y retrouve le même tissu réticulé et les
mêmes cellules lymphatiques que nous avons décrits dans les ganglions. Chacun de ces nodules élémentaires, privé de pigment, est
enveloppé d'une couche de granulations pigmentaires foncées.

Ces petites tumeurs adhèrent très-peu au tissu sain et ont même de
la tendance à s'en détacher sur les coupes durcies.

Foie. — Le tissu morbide se présente sous deux formes : 1° Sous
forme de tumeurs bien nettement circonscrites, renfermant les éléments histologiques décrits plus haut. Au pourtour, le tissu con-

jonctif est notablement épaissi et forme une véritable capsule. En avançant vers le centre de la tumeur, on voit les faisceaux de cette capsule se séparer et contenir des groupes de cellules lymphatiques. Peu à peu ces faisceaux s'éclaircissent et l'on arrive au tissu réticulé Vers la limite des tumeurs on trouve des traînées de cellules hépatiques en voie de dégénérescence graisseuse. 2º Sous forme de traînées. — Ici, plus de capsule. On trouve le tissu réticulé accompagnant souvent un rameau vasculaire qu'il englobe. Il se perd dans le tissu sain, où il envoie des prolongements qui se réunissent quelquefois pour enfermer des groupes de cellules hépatiques devenues granulo-graisseuses.

Vertèbres. — Le tissu spongieux des vertèbres est infiltré de matières grisâtres. Traité par l'acide chromique, il s'est décalcifié, et nous a permis de faire des coupes.

Les trabécules osseuses renferment des ostéoplastes généralement transparents et présentent une structure lamelleuse très-nette. Ces trabécules circonscrivent des mailles remplies de tissu lymphoïde analogue à celui de la rate, du foie et des ganglions. Toutes ces pièces ont été présentées à la Société anatomique.

Nous ferons ressortir les faits suivants :

« 1º L'examen clinique et le miscroscope nous ont montré que nous avons affaire à cette maladie bien connue, que Trousseau a appelée adénie, que nous appellerons lymphadénome.

2º Comme il arrive souvent, l'altération a débuté par le cou. Les ganglions de cette région se sont hypertrophiés les premiers, sans cause appréciable. Plus tard, l'altération suivant une marche ascendante, a successivement envahi les ganglions du thorax et de l'abdomen.

3º Le tissu histologique des ganglions est allé se reproduire au loin dans la rate, le foie, la plèvre, et même dans les os. Virchow, dans le troisième volume de son Traité des tumeurs, émet des doutes sur les productions lymphoïdes de la plèvre et de la rate.

Cette petite lacune sera comblée par notre observation. Malgré tant de graves lésions organiques, notre malade a conservé son embonpoint jusqu'au bout. C'est là un fait singulier qu'il est bon de noter.

5° Cette maladie est redoutable au premier chef. D'abord, parce qu'elle ne guérit pas. Quelques médications peuvent bien en arrêter pour un temps les progrès. Ensuite, parce qu'elle peut suivre son évolution complète et emporter celui qui en est atteint dans l'espace de quelques mois. »

Ainsi donc sera-t-il facile de séparer ces deux affections l'une de l'autre? Et d'autre part sera-t-il facile de les séparer elles-mêmes de ces deux états pathologiques, dont l'un, le lymphadénome, décrit déjà, quant à l'anatomie du moins, présente dans ses produits primitifs et secondaires les mêmes caractères, avec cette différence que l'apoplexie n'est pas prononcée, que l'hypertrophie du foie et celle de la rate sont rarement appréciables et que les ganglions y sont pris isolément ou par groupes; dont l'autre en somme, le lympho-sarcôme, dont nous allons nous occuper plus loin, ne présente qu'un état histologique plus avancé; car enfin « il n'y a, dit Virchow, de différence entre les lymphomes et les lympho-sarcômes que l'état plus ou moins avancé des cellules. » Et encore, dit Ranvier : « dans la disparition du réticulum fin, dans l'apparition de grandes cellules, ou la formation d'un gros réticulum. »

Ainsi pourrait-on être fondé à dire absolument que le lymphosarcôme local, est différent du lympho-sarcôme généralisé? Que ces tumeurs dont les observations ont été publiées par MM. Verneuil, Trélat, Bourdon, etc., et où un certain nombre de ganglions seulement étaient atteints sont complètement différentes de l'adénie. Peut-être au point de vue clinique; mais qui nous dit que la généralisation n'aurait pas lieu par le temps; ne voit-on pas quelquefois un ganglion s'engorger dans un autre endroit, alors qu'il en existe un primitivement hyperplasié depuis deux ans? Et puis s'il est vrai, comme le disent Cornil et Ranvier, que les lympho-sarcômes en déterminant l'état embryonnaire des vaisseaux et en végétant à leur intérieur, se propagent surtout par le cours du sang, cet état propre à l'adénie qui fait que les ganglions sont constamment gorgés de globules rouges, ne pourrait-il expliquer dans certaines proportions la propagation si rapide de l'affection?

En résumé, nous nous trouvons en présence de différents états ayant une même base, l'hyperplasie du ganglion, et une même fin, la production de tumeurs lymphoïdes secondaires :

1° D'une part, l'hyperplasie ganglionnaire avec leucocythémie ou adénie et donnant lieu à la végétation du tissu adénoïde dans les divers organes ;

2° D'autre part, l'hyperplasie proprement dite non accompagnée des phénomènes secondaires de leucocythémie ou d'adémie, et produisant également des tumeurs secondaires à type lymphatique tantôt pur, à fin réticulum et à cellules lymphatiques, tantôt sarcomateux, à gros réticulum et à cellules plus avancées.

Le dernier type est le lympho-sarcôme vrai, et il y a entre lui et le lymphadénome pur les mêmes rapports qu'entre celui-ci et l'adénie ou la leucocythémie.

A la suite d'une observation de lympho-sarcôme vrai présentée par M. le professeur Trélat à la Société de chirurgie, et que nous citerons plus loin, M. Ranvier envoyait la note complémentaire suivante :

« On voit, en résumé, que les tumeurs secondaires sont complètement semblables, comme structure, à la tumeur primitive ; or, si l'on admet que le travail pathologique qui a produit la formation des tumeurs secondaires est le même que celui qui a produit l'altération ganglionnaire primitive, on est amené à dire que la tumeur primitive était, non pas un sarcôme ganglionnaire, car les tumeurs secondaires auraient été des sarcômes, mais des lympho-sarcômes vrais, c'est-à-dire des tumeurs composées de tissu lymphatique et d'éléments regardés comme sarcomateux.

« Depuis nous avons examiné un certain nombre de tumeurs, nées également dans les ganglions et s'étant propagées de la même façon. Au point de vue de la structure les unes étaient des lymphadénomes vrais, les autres des tumeurs à cellules semblables ou cellules lymphatiques, mais à gros réticulum.

« Comparant alors ces cas et votre lympho-sarcôme, il nous a semblé qu'il y avait entre eux plus de caractères communs que de caractères différentiels. Toutes, en effet, sont construites sur le type lymphatique : réticulum d'une part, cellules de l'autre ; les différences ne portent que sur le développement plus ou

moins considérable de l'un ou de l'autre de ces éléments.

« On pourrait donc rapprocher ces tumeurs les unes
des autres et les considérer toutes comme des lymphadénomes, et chacune d'elles comme une variété de
lymphadénome.

« Il y aurait d'après cette manière de voir : 1° des
lymphadénomes à type pur, ayant une structure tout
à fait semblable à celle des ganglions lymphatiques :
fin réticulum et cellules lymphatiques; 2° des lymphadénomes s'écartant plus ou moins de la structure normale des ganglions lymphatiques et qui seraient : les
uns à grosses cellules (lympho-sarcôme des auteurs), à
gros réticulum (variété non décrite). Peut-être trou-
vera-t-on encore d'autres variétés. Enfin en complétant
ces données par les indications fournies par d'autres
histologistes, il semble rationnel d'admettre que :

1° Les cas d'adénie ne paraissent pas différer de
certains cas de lymphadénomes;

2° Suivant l'opinion de MM. Potain, Cornil et Ranvier, les cas de leucocythémie peuvent être regardés
comme des cas d'adénie dans lesquels est survenue
une complication : l'augmentation des globules blancs
de sang.

Aussi on peut se demander si tous ces faits ne sont
pas des manifestations d'une même maladie qu'on
pourrait appeler lymphadénie.

Resterait alors à déterminer à quoi tiennent les différences qui existent entre ces manifestations; ce qui
appelle de nouvelles études.

Ainsi, d'après cette manière de voir il y aurait pour ces singulières affections une même étiologie; mais qu'elle est-elle? Est-il possible de rapporter ces hyperplasies ganglionnaires à une diathèse connue? Peut-on invoquer les maladies constitutionnelles: l'état cancéreux, tuberculeux, scrofuleux, syphilitique. Non, évidemment, puisque la plupart du temps la maladie se développe chez des personnes n'ayant jamais présenté la moindre trace de scrofule, n'ayant ni hérédité mauvaise, ni antécédents syphilitiques.

Il faudra donc admettre une diathèse spéciale, caractérisée par la tendance de certains sujets à présenter, sous l'action d'une cause déterminante des engorgements hyperplasiques ganglionnaires.

Et c'est à cause de la similitude si grande qui existe entre les différentes hyperplasies ganglionnaires que M. Ranvier, après d'autres d'ailleurs, a proposé de les ranger dans le même cadre nosologique, et d'en faire les différents états d'une même maladie, la lymphadénie.

Nous ferons à ce sujet une dernière citation : Dans une observation que nous avons citée plus haut, recueillie par M. Bourdon et présentée à la Société anatomique, le 19 janvier 1872, on avait trouvé une tumeur lympladénoïde des ganglions du cou, et une tumeur secondaire du corps thyroïde; le diagnostic lymphadénome avait été porté par les histologistes, lorsque le sang examiné sur le cadavre, montra une quantité assez considérable de globules blancs. Donc il y avait eu leucémie.

A ce propos un préparateur au Collége de France fait les réflexions suivantes :

« Faut-il pour cela répudier notre premier diagnostic lymphadénome? oui si l'on admet avec Trousseau et Bonfils que la lymphadénie et la leucémie sont deux maladies appartenant à des genres nosologiques différents. Non, si avec Isambert, Potain, Cornil et Ranvier, on est d'avis que ces deux mots ne désignent qu'une seule et même maladie : la lymphadénie, s'accompagnant ou ne s'accompagnant pas de leucémie; la présence des leucocytes étant alors un phénomène tout secondaire.

« Je partage tout à fait cette manière de voir; je vais même plus loin, et pense qu'on doit encore faire rentrer dans la lymphadénie, ces cas dits de lymphosarcôme dans lesquels on trouve le point de départ dans les ganglions; même tumeur secondaire dans le foie et la rate; structure sinon semblable, du moins très-analogue; nous y constatons, en effet, même réticulum, les cellules lymphatiques seules sont remplacées en totalité ou en partie par des cellules beaucoup plus volumineuses, à un ou plusieurs gros noyaux à nucléoles brillants. On dirait des cellules de carcinome. Eh bien, cette différence me paraît d'importance secondaire, tandis qu'on conçoit facilement que le processus morbide puisse porter, soit également sur tous les éléments constitutifs du tissu ganglionnaire, soit davantage sur l'un ou l'autre de ces éléments »

DU LYMPHO-SARCÔME VRAI.

Après avoir parcouru les différents étages de cette singulière affection qu'on appellerait la lymphadénie ; après avoir vu que les différentes hyperplasies ganglionnaires, leucocythémie, adémie, lymphadénomes purs se ressemblent par beaucoup de points aussi bien dans la clinique, ce que démontrent les observations, que dans l'anatomie pathologique, ce que démontre l'examen microscopique, nous arrivons naturellement au lympho-sarcôme qui, dans ce cadre nosolosique, représenterait l'étage supérieur caractérisé par des éléments anatomiques plus avancés, par une marche infectieuse la plupart du temps maligne, et defendant l'opération sous peine de récidives rapides et fatales.

Comme nous l'avons dit au début de ce travail, le sarcôme pur peut se développer dans les ganglions lymphatiques ; nous en donnons d'ailleurs plus loin une observation ; mais il ne doit pas prendre le mot de lympho-sarcôme. (Ranvier.)

Billroth pense qu'après un stade hyperplasique plus ou mois long, le caractère sarcomateux se montre tout à coup ; que tout aspect réticulé du ganglion disparaît et que celui-ci est entièrement envahi par le tissu sarcomateux : « Si une glande lymphatique devient sarcomateuse, elle ne montre, jusqu'à un certain degré de grossissement, que les modifications qu'on observe également dans l'hyperplasie simple ; mais plus tard le tissu réticulé et toute structure glandulaire disparaissent, et à leur place on observe du tissu sarcomateux parfait. » Virchow pense de même qu'à un certain moment la végétation ganglionnaire devient hétéroplasique : « L'observation enseigne que les sarcômes lymphatiques après un stade simplement hyperplasique, prennent des propriétés malignes. La maladie ne progresse pas seulement de glande en glande, d'une manière vraiment infectieuse, mais la prolifération devient hétéroplasique. En effet, l'on voit d'une part les cloisons du tissu connectif et la capsule prendre part à la prolifération, et de l'autre autour de la glande, le tissu subir la même altération dans une étendue plus ou moins considérable. »

Mais pour Virchow, comme pour Ranvier, ce qui distingue surtout le lympho-sarcôme, c'est le développement anormal d'un epartie ganglionnaire aux dépens de l'autre. Ainsi tantôt la capsule végète seule : « La capsule et les cloisons de la glande, dit Virchow, sont épaissies ; le réseau fin de l'intérieur du follicule devient plus fort et se sclérose même par place. Les cellules disparaissent de plus en plus au fur et à mesure du développement du tissu connectif. » Ceci est la variété dure à gros réticulum de Ranvier et Mallassez.

Pourtant quelquefois la capsule au lieu de s'hypertrophier simplement, donne lieu à la production de cellules embryonnaires qui envahissent le ganglion et distendent les fibres du tissu connectif existant, pour se placer entre elles ; on est alors en présence d'une véritable tumeur sarcomateuse, mais difficile à reconnaître d'un lymphadénome pur parce que les fibres distendues font l'effet d'un fin réticulum. Cette variété qui paraît se rapprocher de l'affectiou décrite par Billroth sous le nom d'anéno-sarcôme induré, tiendrait le milieu entre la variété dure de Virchow, à gros réticulum de Ranvier, et la variété molle que nous allons décrire.

« Les formes molles, dit Virchow, sont bien plus fréquentes ; la prolifération cellulaire y est le point essentiel ; elle prédomine quelquefois tellement que le tissu connectif y est réduit au minimum : les cellules augmentent assez souvent de volume ; le réseau y est parfois si délicat que sur des coupes microscopiques, toute la masse ne semble consister qu'en cellules serrées les unes contre les autres, et que l'on ne retrouve même presque plus les anciennes cloisons de la glande. »

Cette variété molle de Virchow est la variété à grandes cellules de Ranvier ; voici d'après M. Ranvier la description histologique d'une de ces tumeurs, c'est-à-dire d'un lympho-sarcôme vrai dont l'observation a été présentée à la Société de chirurgie par M. le prosesseur Trélat :

« *Examen microscopique.* — En raclant la surface de la coupe, on obtient une bouillie grisâtre parfaitement miscible à l'eau, et formant avec elle un liquide lactescent. Examinée au microscope on y trouve des granulations graisseuses et des éléments cellulaires en grand nombre. Les cellules sont de forme et de volumes différents, les unes sphériques, petites, mesurant de 4 à 7 millièmes de millimètre. Elles sont granuleuses, et traitées par l'acide acétique, elles deviennent transparentes et laissent voir dans leur intérieur 1, 2 ou 3 petits noyaux. Les autres, et ce sont les plus nombreuses, sont plates ou polyédriques ; leur volume, très-considérable, varie entre 15, 20 et même 23 millièmes de millimètre. Parmi ces cellules, les plus petites ont un seul noyau, les plus grandes en ont 2, 3 et quelquefois 4. Ces noyaux sont ronds ou ovoïdes et mesurent 9 millièmes en moyenne ; sur des coupes fines, « la pièce ayant été durcie dans l'acide picrique et l'alcool, » on retrouve en certains points le tissu ganglionnaire dans un état à peu près normal, fin réticulum, et dans les mailles de ce réticulum, cellules lymphatiques. En d'autres points on voit au milieu de cellules lymphatiques normales quelques-unes de ces volumineuses cellules précédemment décrites. Enfin, et c'est ce qui se trouve sur la plus grande étendue des coupes, les cellules ont presque complètement disparu et sont remplacées par les grandes cellules.

« Mais, comme le réticulum n'a pas disparu et qu'on le voit entourant et séparant des groupes de ces grandes cellules, la coupe a un aspect aréolaire qui pourrait la faire prendre au premier abord pour une coupe de tissus carcinomateux. Cependant si on vient à comparer cette coupe avec une coupe de carcinome ganglionnaire vraie, on constate de grandes différences ; au lieu d'un simple réticulum il y a dans le carcinome des parois alvéolaires qui, si petites qu'elles soient, sont toujours plus épaisses qu'un réticulum si développé qu'il soit. Puis les vaisseaux au lieu d'être en rapport direct avec les éléments cellulaires sont situés dans l'épaisseur des parois alvéolaires.

« Quant aux parties périphériques elles présentent un développement nouveau de tissu fibreux formant comme une coque autour du ganglion.

« En résumé, cette tumeur est un sarcôme développé dans les ganglions lymphatiques, un sarcôme ganglionnaire, ce que quelques auteurs ont désigné sous le nom de lympho-sarcôme. »

Et plus loin, dans une note complémentaire que nous avons déjà citée, M. Ranvier revient sur la dénomination de cette tumeur et déclare que c'est un lympho-sarcôme vrai, « c'est-à-dire une tumeur composée de tissu lymphatique et d'éléments regardés comme sarcomateux ».

Observation de M. Trélat, présentée à la Société de chirurgie (1872).

Lympho-sarcômes. — Je viens appeler l'attention de la Société sur un fait de généralisation de tumeur ganglionnaire qui n'est point l'adénie décrite par

Trousseau. On a reconnu que ces lésions existaient avec ou sans leucocythémie. On s'est demandé ensuite, s'il y avait derrière cette multiplication de ganglions malades, un cancer primitif des ganglions, puis on a cherché si le mal était une hypertrophie, une hyperplasie ou un sarcôme.

Aujourd'hui, les exemples du même genre que l'observation que je vais vous soumettre sont déjà en nombre, témoin une récente observation de M. Lannelongue, publiée par M. Castiaux, et les faits antérieurs signalés par Virchow, dans son *Traité des tumeurs*. L'on voit d'abord apparaître une tumeur en un siége variable, principalement au cou, chez un individu robuste. On croit avoir affaire à une tumeur ganglionnaire simple, et on est exposé, en enlevant cette tumeur, à faire une opération .inutile et même dangereuse, car le corps est souvent garni de tumeurs semblables et qui sont tout à fait analogues au sarcôme.

Toutes les tumeurs ganglionnaires ne sont pas de cette nature. Il y a des adénoses locales, si l'on peut ainsi dire, et qui existent chez les scrofuleux, et il en est de même des adénites des tuberculeux.

De l'observation que je vous présente, je tire à l'avance cette conclusion, qu'il importe de résoudre cette question : doit-on, comme Trousseau, considérer ces engorgements ganglionnaires multiples qui ne sont ni de la scrofule, ni de la tuberculose, et les appeler l'adénie, ou bien les envisager comme une généralisation d'une tumeur sarcomateuse capable de s'étendre dans tous les points du système lymphatique?

Pour moi, je considère que c'est là une grosse question à mettre à l'étude.

En fait de tumeurs de ce genre, nous sommes exposés à des opérations inutiles. Je dis inutiles parce que ces sortes de tumeurs se généralisent d'une façon latente. Il y avait, en effet, chez mon malade, bien que rien ne l'annonçât, des lymphadénomes dans la rate et le mésentère. Le mal se serait généralisé d'ailleurs très-probablement si mon malade n'avait point succombé pendant l'opération et par suite du chloroforme, ainsi que cela a semblé admis ici, lorsque j'ai parlé antérieurement à ce malade.

Louis, 37 ans, ajusteur, entre le 24 septembre 1874 salle Saint-Gabriel, n° 39, service de M. Trélat.

Cet homme est grand, vigoureux, il a toujours eu une excellente santé. Il y a deux ans, il s'aperçut de la présence de deux petites tumeurs, de la grosseur d'une petite noisette chacune, à l'angle droit de la mâchoire inférieure. Quoiqu'il ne ressentît aucune souffrance, il consulta néanmoins plusieurs médecins qui lui prescrivirent des pommades et des tisanes. Le développement de ces tumeurs fut presque nul jusqu'au 1er janvier 1871. A partir de cette époque, elles prirent un accroissement considérable, tout en restant aussi indolentes que par le passé. Outre qu'elles augmentaient en volume, elles s'accroissaient en nombre, si bien qu'elles occupèrent bientôt toute la partie latérale droite du cou ; la déglutition fut entravée, mais la respiration s'effectua comme par devant.

Ce malade, que nous avons interrogé à plusieurs reprises sur le début et la marche de sa tumeur, nous a toujours affirmé qu'il ignorait absolument la cause de son affection organique, et qu'il ne pouvait se rendre compte de son développement rapide à partir du 1er janvier dernier. A cette époque, et pendant l'armistice qui eut lieu au mois de février suivant, il résidait à Rouen, où il faisait des éperons pour la cavalerie française. Il n'avait donc éprouvé ni privations, ni souffrances particulières, il n'avait eu aucune maladie récente, ni aiguë, ni chronique. Il n'avait aucune trace de scrofule présente ou passée et aucune marque de syphilis.

Voyant qu'il n'obtenait aucune amélioration au moyen des pommades qu'on lui avait conseillées, il s'adressa, dans le courant du mois de mars, à un médecin prussien qui l'engagea à se faire opérer. Effrayé, il se rendit à Paris au mois de juillet, et il alla à la consultation de l'hôpital Saint-Louis. Le chirurgien qu'il vit insista pour qu'il se soumît à une opération. Il s'y refusa : mais, quelque temps après, s'apercevant de la présence d'une petite tumeur à la partie antéro-supérieure de la cuisse droite, juste en avant du droit antérieur, il se décida à entrer à l'hôpital de la Pitié. Quelques jours après son admission dans le service, M. Trélat enleva la petite tumeur de la cuisse droite pour connaître histologiquement sa texture, car le malade ne s'en plaignait nullement. Au bout d'une semaine, la cicatrisation était effectuée. Cette petite tumeur, grosse comme une demi-noisette, arrondie, régulière, un peu ferme, absolument sous-cutanée, recouverte par une peau normale, ressemblait à une tanne ou à un petit lipome. Elle attira notre attention en raison de son apparition récente, et son examen contribua singulièrement à établir le pronostic général.

C'est à ce moment que remonte le premier examen du sang du malade. Il fut de nouveau étudié plus tard, lors de l'ablation de la tumeur cervicale. Il ressort de ces deux examens qu'il n'y avait chez notre malade aucune trace de leucocythémie.

Elle occupe la partie supérieure droite de la région du cou, sans empiéter sur la face, elle remonte jusque vers la parotide et semble se prolonger au-dessous de la mâchoire inférieure. Néanmoins, le toucher par la bouche ne permet pas de constater de saillie sur les parois de cette cavité.

J'ajouterai que la tumeur ne s'avance pas tout à fait jusqu'à la ligne médiane du cou. En bas, elle ne dépasse pas le milieu du muscle sterno-cléido-mastoïdien. En un mot, elle semble complètement limitée aux ganglions lymphatiques sous-maxillaires. Cette tumeur est globuleuse ; elle présente à sa surface plusieurs bosselures, elle n'est pas très-mobile et ne dépasse pas en profondeur le plan superficiel des muscles du cou. Sa grosseur peut être comparée à celle d'une tête de fœtus à terme ; sa coloration rouge doit être attribuée à la présence des cataplasmes qu'on place matin et soir, des pommades qu'on y a appliquées et des examens répétés auxquels le malade a été soumis. Sa consistance est inégale ; en certains points, elle est manifestement fluctuante ; une ponction exploratrice faite sur l'un de ces points donne issue à du sang noir collecté au sommet de la tumeur (4 octobre). Partout ailleurs, elle est dure. La pression, les mouvements imprimés en sens divers ne déterminent pas la moindre souffrance.

Les douleurs spontanées sont nulles ; le malade n'éprouve qu'un peu de gêne dans la mastication et la déglutition. On est obligé de le nourrir avec de la bouillie et du vin ; aussi n'est-il pas étonnant qu'il ait maigri depuis quelque temps. Néanmoins, l'état général est excellent ; le malade se lève, se promène dans la cour ; il a pu être conduit rue Saint-Martin, à la photographie des hôpitaux, la veille de son opération. L'examen des organes respiratoires et abdominaux n'offre rien de spécial. Prenant en considération la vigoureuse constitution du malade, l'absence de toute diathèse, l'âge relativement avancé au moment de l'apparition de la tumeur, le développement rapide de celle-ci, son indolence absolue, son inertie comme phlegmasies consécutives ou intercurrentes, la composition normale du sang, M. Trélat diagnostiqua une hyperplasie ganglionnaire étrangère à la scrofule et procédant avec une rapidité d'invasion qui, dans une certaine mesure, la rapprochait des tumeurs malignes. Les divers examens histologiques et la nécropsie établirent que si cette manière de voir n'était pas toute la vérité, elle s'en rapprochait beaucoup ; de très-près sous le rapport du diagnostic, insuffisamment au point de vue du pronostic.

Si ce dernier avait été connu exactement, le chirurgien se serait sans doute abstenu d'opérer ; mais, vu le diagnostic porté en présence du progrès de la tumeur, de la gêne fonctionnelle qu'elle causait et de la volonté du malade, il se décida à en pratiquer l'ablation.

Opération, 5 octobre. — Le malade a été anesthésié par le chloroforme. Une fois la résolution obtenue, le chirurgien fit une incision qui, naissant à quelques centimètres de la symphyse du menton, gagne le bord postérieur du muscle sterno-cléido-mastoïdien. La peau ayant été divisée avec soin dans toute la région occupée par la tumeur, le chirurgien procède à la dissection des ganglions sarcomateux ; il détruit avec ses doigts les adhérences solides qui existent avec l'angle de la mâchoire inférieure, arrache les prolongements qui gagnent la base du crâne et la région parotidienne ; enfin, il sépare la tumeur des muscles sterno-mastoïdiens et hyoïdiens. Cette ablation s'est effectuée sans trop de difficulté ; peu de sang a coulé ; quelques ligatures ont été jetées sur les petits vaisseaux ouverts. La plaie qui a été pratiquée est énorme ; au fond, on aperçoit nettement les battements de la carotide, qui soulève la jugulaire interne ; en haut, on voit l'angle de la mâchoire inférieure dénudé dans une certaine étendue ; en dehors, le sterno-mastoïdien qui est entièrement ménagé ; en dedans, le plan des muscles hyoïdiens intacts.

Examen de la pièce. — A la coupe, elle présente les colorations les plus diverses ; la plus grande partie est d'un blanc bleuâtre. Dans certains endroits, elle est jaunâtre, ailleurs, elle est d'un noir foncé. Semi-dure dans la majeure partie de sa masse, elle présente en un point, celui qui correspond à la ponction exploratrice, un magma sanguin qui disparaît sous le doigt, et qui se laisse entraîner par un filet d'eau. En somme, cette tumeur semble manifestement constituée par agglomération d'une multitude de ganglions lymphatiques altérés. On panse ensuite la plaie avec la liqueur de Pagliari, et le malade est porté dans son lit.

6 octobre. Pas de fièvre, point d'hémorrhagie.

Le 17. La plaie se cicatrise très-rapidement; l'état général es bon.

Le 19. Apparition au fond de la solution de continuité d'une couche blanc grisâtre, qu'on cautérise avec une solution de perchlorure de fer.

Le 20. On aperçoit au voisinage de la plaie, sur le sterno-mastoïdien, une petite tumeur ganglionnaire très-mobile, ayant la grosseur d'une noisette, et complètement indolente.

Le 30. Elle augmente de volume très-rapidement. La vaste plaie de l'opération faite le 5 octobre est entièrement cicatrisée.

15 novembre. Cette tumeur est grosse comme un marron d'Inde; M. Trélat se promet de l'enlever le lendemain matin.

Le 16. L'opération fut exécutée à onze heures et demie du matin, après avoir préalablement endormi le malade par le chloroforme.

M. Trélat communiqua dans la séance du 21 février dernier, les détails de cette opération et du terrible accident qui emporta le malade au commencement de son exécution. »

Finalement comme dans les différentes hyperplasies que nous avons parcourues, les lympho-sarcômes donnent des tumeurs secondaires semblables à la tumeur primitive, dans les différents organes et principalement dans le foie, les reins, et la rate.

Lympho-sarcôme du sternum. — Récidive avec métastase dans les viscères.
(Archives de médecine, 1872.)

Pendant la vie: Diagnostic: pleurésie cancéreuse du côté gauche... Traitement : première ponction qui enlève une certaine quantité de liquide; l'épanchement continue néanmoins à se développer; la

dyspnée survient accompagnée d'accès de suffocation. Deuxième ponction; un caillot oblitère la canule... Tout à coup on constate à droite
également un épanchement pleurétique d'une hauteur égale à quatre
travers de doigt. On voit augmenter la dyspnée, la pâleur, l'inanition,
la matité. Mort dans la nuit du 3 au 4 avril 1869.

Autopsie. Cadavre de taille moyenne, très-amaigri, peau d'une
teinte gris pâle, raideur cadavérique. Sur le sternum siége une cica-
trice large comme la paume de la main, et dans celle-ci, une tumeur
du volume d'une grosse noix, dense, traversée par de petites cavités
remplies de liquide, intimement unie au tissu voisin. Les muscles
sont brun rouge. Des deux côtés, à la partie inférieure, le thorax est
très-distendu, le foie est abaissé avec le diaphragme, il en est de
même des autres viscères abdominaux. Dans le péritoine, quelques
onces d'un liquide clair. Le foie est brun rouge, rempli d'un sang
liquide et foncé. Dans les veines caves, gros caillots fibrineux. La
rate est augmentée de volume ; son tissu est mou, d'un brun pâle; on
aperçoit ses follicules comme de petites nodosités, grises et molles.

Dans son intérieur, près de sa face concave, on trouve une tumeur
ronde, dense, blanche, de la grosseur d'une petite pomme. Elle est
nettement circonscrite, adhère lâchement au tissu. Une autre tumeur,
plus petite, est située dans le tissu conjonctif du hile. L'estomac est
rétracté, contient un liquide couleur chocolat ; sa muqueuse présente
quelques petites érosions hémorrhagiques. Le pancréas est dense. Les
deux reins sont congestionnés.

Dans la plèvre droite on trouve le poumon congestionné réduit à
un petit volume, et un grand nombre de tumeurs qui atteignent
même le volume du poing ; elles s'insèrent en grande partie sur la
plèvre pulmonaire et diaphragmatique, quelques-unes sur la plèvre
costale, un très-petit nombre sur le poumon lui-même. La plupart
sont pédiculées; elles adhèrent les unes aux autres ou aux poumons
par un tissu conjonctif très-vasculaire, fasciculé, en forme de membrane. Elles sont mamelonnées, et sur les grosses tumeurs s'implan-
tent de plus petites du volume d'un pois ou d'une noisette. Le lobe
inférieur du poumon est comprimé, absolument privé d'air, tandis que
le lobe supérieur est aéré, rempli d'une écume grise. A la coupe, les
tumeurs offrent une surface gris pâle, donnent un suc aqueux, et paraissent formées d'un amas de petites tumeurs, dont les plus centrales
sont les plus grosses, plus molles, plus grises, munies de lacunes
remplies de liquide. Dans une tumeur de la grosseur du poing, implantée sur le lobe supérieur, on trouva une cavité du volume
d'une noix, remplie d'une masse ramollie. On trouve dans ces petites
tumeurs beaucoup de petites hémorrhagies et un grand nombre de

vaisseaux très-fins, suivant la charpente fibreuse. Dans la plèvre droite, 5 à 6 onces de sérum sanguinolent.

Dans la plèvre gauche enkystée entre le lobe supérieur et le lobe inférieur, environ un verre d'un liquide clair, jaunâtre ; le reste de la plèvre est occupé par le poumon très-fortement comprimé, et par des tumeurs énormes. La plus grosse est implantée sur le lobe inférieur ; elle est située en arrière et au-dessous du cœur ; elle atteint le volume d'une tête d'enfant. Dans l'intérieur du poumon, on trouve aussi des tumeurs du volume d'un œuf d'oie. Elles ont une consistance médullaire, leur périphérie est plus molle, plus vasculaire, leur centre est un peu plus dense, mais çà et là ramolli, grisâtre et blanc.

Le cœur contient, dans l'épaisseur du ventricule droit, près de l'oreillette, une tumeur grosse comme une noix, blanche, bien circonscrite, qu'on aperçot à travers le péricarde. Elle est en contact direct avec cette membrane et avec l'endocarde. Elle fait un peu saillie dans l'oreillette gauche et dans le ventricule droit. L'œsophage et l'aorte ne présentent rien de particulier.

Les ganglions des médiastins sont foncés, volumineux. Sur la langue, à 1 centimètre et demi en avant de l'épiglotte, un peu à gauche, siége une tumeur à large base, lobulée, du volume d'une noix, couverte en grande partie par une sorte d'eschare sanieuse. Les limites ne sont pas nettes ; elle se continue d'une façon insensible avec le tissu voisin.

L'aspect que présente la coupe de ces tumeurs est partout le même ; il ne diffère que par les détails. On a une charpente conjonctive formant des alvéoles grandes et petites, et renfermant des masses blanchâtres, gris rouge, semblables au tissu glandulaire du thymus ou du corps thyroïde. Dans quelques tumeurs, on rencontre des foyers de ramollissement, surtout au centre, mais aussi à la périphérie ; ils sont formés par une masse fluide, sanieuse, qu'on reconnaît composée de détritus des tissus et de granulations graisseuses. Le tissu conjonctif est tantôt dense, tantôt mou, grisâtre.

L'examen au microscope montre peu de différence d'une tumeur à l'autre.

Aux points où le tissu conjonctif est abondant et dense, le tissu est surtout fibreux, renferme peu de cellules ; aux points ramollis, il est lâchement fasciculé. Là où de grosses trouées circonscrivent des points moins denses, le tissu conjonctif forme un réseau finement anastomosé qui sert de soutien aux éléments. L'aspect de ce réseau est variable : souvent il forme des mailles arrondies comme dans le cancer (mais les cellules épithéliales manquent) ; d'autres fois, les fibres marchent en cordons parallèles, longitudinaux, s'anastomosant sous des angles

différents, formant ainsi des mailles oblongues ; ou bien enfin elles
forment un fin réticulum dans les alvéoles duquel, une, deux ou trois
cellules trouvent place. Les cellules situées dans tous ces espaces sont
rondes, à un ou plusieurs noyaux, pâles, légèrement granuleuses,
parfaitement semblables par leur forme et leur grandeur, aux cellules
lymphatiques. En quelques endroits, le réticulum et les cellules disparaissent, des cellules rondes et fusiformes forment toute la masse.
Cependant, ces altérations semblables à celles du vrai sarcôme sont
rares ; elles se rencontrent dans les points ramollis du tissu. Nulle
part, on ne trouve sur ces tumeurs de véritable transformation
caséeuse.

Examinons maintenant la tumeur sternale. Nous ne connaissons
point la nature réelle de la tumeur qui parut la première fois en ce
point. La seconde tumeur est dense, mamelonnée, blanchâtre ; à la
coupe, elle présente de petites cavités remplies d'une masse fluide. A
l'examen microscopique, on la trouve formée de tissu conjonctif fasciculé. On porterait le diagnostic fibrôme si la structure ne différait
en certains points, surtout aux points où existent des lacunes remplies
de liquide ; là, le stroma conjonctif est plus lâche, les corpuscules
conjonctifs sont plus développés, plus nombreux, et l'on rencontre des
cellules rondes semblables aux cellules lymphatiques ; ces dernières
sont placées dans des lacunes allongées ; il n'y a pas de réticulum.
En d'autres points, le tissu conjonctif est parsemé de ces cellules ré-
parties d'une façon égale. Les vésicules, remplies de liquide, sont
dues au ramollissement de ces parties. De même que, pour les tumeurs internes, on ne peut donner à cette tumeur d'autre nom que
celui de lympho-sarcôme.

Si nous considérons la marche de la maladie et les
résultats de l'examen histologique, nous voyons que
la maladie est intéressante, non-seulement par son
extension, sa généralisation, mais encore par la constitution des tumeurs primitives et secondaires, par la
rareté du mode de développement, par les organes
qu'à pour ainsi dire choisis la métastase. On a affaire
à des tumeurs qui tiennent à la fois du fibrome, du
sarcôme et du lymphome. Virchow a fait connaître la
généralisation de ces tumeurs, mais leur point de
départ est habituellement dans les glandes. On a noté

la métastase dans la rate, le foie, les poumons, les reins, mais pas encore dans le cœur et la langue. Ordinairement ces tumeurs sont diffuses ; ici nous avons des tumeurs circonscrites.

Le siége préféré du lympho-sarcôme est dans les glandes cervicales où il a été fréquemment rencontré ; il se présente également dans l'aisselle, et plus rarement dans l'aine ; nous citerons cependant plus loin une observation de ce dernier cas recueillie dans le service de M. le professeur Gosselin à la Charité. La fréquence de l'apparition du lympho-sarcôme dans les glandes du médiastin serait également grande d'après Virchow, qui y consacre un article assez considérable. A défaut de lympho-sarcôme vrai, nous citerons ici deux observations, l'une de sarcôme à type pur développé dans les ganglions du médiastin, recueillie dans le service de M. Vulpian par M. Ménétret, externe des hôpitaux ; l'autre, dite de lymphadénome, qui par sa marche envahissante et rapide, affecte une ressemblance assez complète avec le lympho-sarcôme mou.

(Leçon clinique de M. Vulpian.) — Autopsie et examen des pièces.

Pendant la vie, M. le professeur Béhier avait fait le diagnostic : *pleurésie cancéreuse.*

1° *Lésions à l'œil nu* :

a. *Cavité thoracique* : **A** gauche, rien ; à droite, solidification générale de toute l'étendue du poumon, par pneumonie interstitielle.

Dans le lobe inférieur existe une masse considérable du volume d'un œuf, arrondie, mamelonnée et paraissant, à un examen superficiel, comme enkystée. Dans d'autres points de ce lobe, deux ou trois petites tumeurs analogues à la grosse. Au premier abord, ces tumeurs éveillent l'idée d'un cancer.

b. *Dans le médiastin* : Masse pultacée pulpeuse, presque liquide, rougeâtre (bouillie pultacée), qui s'est écoulée au moment de l'autopsie, d'où il est resté une caverne.

Les ganglions sont gonflés, hypertrophiés, indurés, le long de la trachée jusqu'au sternum. L'œsophage était adhérent par sa partie postérieure à l'aorte, et par sa partie latérale avec la bouillie pultacée, avec laquelle il communiquait par une perforation. Dans le péricarde : traces des lésions d'une péricardite hémorrhagique. Dans l'abdomen ; on voit des masses d'aspect cancéreux : 1° Dans le lobe droit du foie, masse arrondie presque aussi volumineuse que celle du poumon, mamelonnée ; 2° au-dessous du péritoine, près de l'appendice xiphoïde, ganglion hypertrophié ; 3° dans le rein droit, deux petites masses indurées.

Examen anatomique des tumeurs du poumon droit. — Elles sont constituées par un tissu blanchâtre, un peu rosé, faisant saillie sur la coupe ; vascularisation assez riche par places. Sur le bord de cette tumeur, tissu pulmonaire condensé, ce qui donne aux tumeurs l'aspect enkysté.

Examen microscopique. — Tissu constitué par une trame et des éléments anatomiques. La trame est du tissu connectivo-vasculaire. Les éléments anatomiques sont de petites cellules de la grosseur des globules blancs. Elles sont très-nombreuses, arrondies, avec un gros noyau granuleux et présentent un ou deux nucléoles ; on trouve aussi des cellules allongées, fusiformes, avec des noyaux ovalaires, granuleux. En outre, on voit une masse de noyaux libres de 10 à 12 millièmes de millimètre. En réalité ces noyaux sont de véritables cellules entourées de protoplasma.

Tels sont les éléments que l'on voit sur un raclage au microscope. Sur une coupe, on voit des agglomérations de cellules séparées par le tissu connectif, quelquefois par des vaisseaux. Ces cellules ne sont pas en contact direct comme des pavés, mais elles sont séparées les unes des autres par une substance intercellulaire plus ou moins granuleuse, transparente (amorphe).

Diagnostic. — Par l'examen microscopique on arrive au diagnostic : tumeurs sarcomateuses à cellules rondes. On n'a pas affaire évidemment à un cancer vrai, ni à un épithélium.

Les tumeurs du foie et des reins sont de même nature que celles du poumon. Ces tumeurs sont-elles le résultat d'un développement isolé ou simultané, ou bien y en a-t-il eu une primitive? Et dans ce cas qu'elle est-elle? On n'a jamais rencontré de sarcômes primitifs dans le foie, ni dans le rein, ni dans le péritoine ; dans le poumon, ils ne sont pas authentiques.

Quant à la perforation de l'œsophage, M. Vulpian pense qu'elle est consécutive et résulte de l'extension de la tumeur médiastine, bien que les cancers primitifs de l'œsophage soient fréquents.

Restent les tumeurs du médiastin, M. Vulpian pense que c'est là que la tumeur s'est développée primitivement.

Les ganglions se seraient d'abord hypertrophiés, ils auraient formé des tumeurs arrondies, qui se sont ajoutées les unes aux autres ; puis ils se sont ramollis et ont fourni la bouillie pultacée que l'on a vue.

Il n'est pas rare, en effet, de voir se développer dans le médiastin des sarcômes ; c'est ce qu'on appelle le lympho-sarcôme du médiastin. Il y a donc eu lymphosarcôme primitif du médiastin, puis production de tumeurs secondaires.

Comment se sont développées ces tumeurs secondaires? Les unes, par propagation directe, ce sont les tumeurs de l'œsophage. Quant aux autres, il faut recourir, pour expliquer leur développement, à des hypothèses. M. Vulpian pense qu'il pourrait bien s'être détaché de la tumeur primitive des parcelles qui se seraient transportées par le courant lymphatique ou le courant sanguin, et arrêtées dans les endroits où sont les tumeurs secondaires. Fixées là, elles auraient végété sur place et donné naissance à des tumeurs secondaires. Celles-ci seraient dues, dans cette hypothèse, à des embolies spécifiques. On pourrait aussi admettre que les tumeurs secondaires sont dues à une absorption du suc cancéreux avec affection consécutive. On a aussi supposé l'existence d'une diathèse spéciale.

En résumé, il s'agit ici d'une tumeur sarcomateuse du médiastin, qui, au bout d'un certain temps, a donné naissance à des tumeurs secondaires dans différents organes (Vulpian).

Tumeur du médiastin et du poumon. — Pleurésie droite. — Oblitération de la veine cave supérieure. — Mort. — Autopsie. (Lyon medical.

François T...., âgé de 48 ans, journalier, né à Aoste (Isère), demeurant à Lyon, entre, le 13 décembre 1870, à l'Hôtel-Dieu, salle Saint-Charles, n° 25, dans le service de M. Chatin.

Cet homme nous fournit peu de renseignements précis sur son passé; il est, nous dit-il, sujet à tousser, mais sans en être notablement incommodé ; il n'a jamais fait de maladies sérieuses jusqu'à celle qui l'amène à l'hôpital; il y a deux mois et demi, pendant qu'il travaillait très-activement dans un local très-chaud, il a été pris d'un malaise subit, avec point douloureux en arrière, au niveau de l'épine de l'omoplate du côté droit, et en même temps a ressenti un frisson; il est rentré chez lui et s'est alité; il toussait fréquemment et crachait un peu; mais il nous assure que son expectoration n'a jamais été ni purulente, ni hémoptoïque; l'oppression qui, dès le début, a été considérable, l'a forcé de se coucher sur le dos; il n'a pas ressenti de battements de cœur. Il semble qu'il y ait eu de la fièvre au début de la maladie; mais à l'entrée du malade on n'en constate point; on est frappé surtout de l'oppression extrême qu'il présente, et l'examen de la poitrine permet de constater des signes très-évidents d'un épanchement dans la plèvre droite; en effet, à la percussion, la sonorité un peu exagérée du côté gauche est remplacée par une matité absolue dans toute l'étendue du poumon droit et en arrière; on a même noté que la matité était plus complète au sommet qu'à la base; on constate dans le même côté un affaiblissement notable des vibrations thoraciques, enfin, la respiration faible et accélérée, s'y accompagne en arrière d'un souffle tubaire à timbre très-métallique; en avant, où elle est très-obscure, elle ne s'accompagne d'aucun bruit anormal. Les battements du cœur s'entendent sans rien présenter de notable.

La mensuration pratiquée des deux côtés de la poitrine, de l'appendice xiphoïde à l'apophyse épineuse de la 10e vertèbre dorsale, donne 47 centimètres pour le côté droit, et 44 seulement pour le côté gauche.

Le malade, nous le répétons, est dans une oppression extrême à son entrée; il tousse assez souvent, mais sa toux est sèche, et c'est à peine si de temps en temps il expectore quelques crachats muqueux.

On note enfin chez cet homme un phénomène singulier : c'est un œdème très-notable du membre supérieur droit; s'étendant aussi, mais moins accusé, à un même côté de la face et du thorax: le malade l'a vu survenir progressivement depuis un mois et demi ; les veines sous-cutanées ne sont pas anormalement développées; la face est très-pâle, sans cyanose; les membres inférieurs ne sont pas œdématiés. Les urines sont rares, mais ne présentent pas d'albumine; les selles sont peu abondantes; l'appétit perdu.

Le tracé sphygmographique du pouls est pris le 14 janvier, à radiale gauche; il présente les particularités suivantes : ascension brusque, verticale, sommet arrondi, comme dans les cas de rétrécissement de l'orifice aortique, dicrotisme très-marqué.

Dans l'état d'oppression où se trouvait notre malade, la thoracentèse était indiquée; l'opération est pratiquée le 25 janvier.

Incision de la peau au bistouri, et ponction au trocart dans le huitième espace intercostal droit, en arrière de l'angle saillant des côtes, afin d'éviter l'œdème des parois thoraciques très-notables en avant; issue de 2 litres d'une sérosité parfaitement citrine; l'issue du liquide, assez facile au commencement, s'arrête bientôt; il faut faire tousser et parler le malade en l'inclinant du côté droit pour achever de vider la plèvre; au moment où la moitié environ de l'épanchement s'est écoulée, le malade se plaint d'une vive douleur au-dessus de l'articulation sterno-claviculaire droite sur le trajet du nerf phrénique.

Potion avec 2 grammes d'acétate de potasse et 30 grammes de sirop diacode.

Le 16, amélioration; le malade est moins oppressé ; on constate un peu d'œdème au bas de la main gauche.

Le 18, on ne constate pas de changements stéthoscopiques depuis la thoracentèse; l'œdème augmente dans les deux bras; on remarque pour la première fois qu'au-dessous de l'insertion claviculaire du sterno-cléido-mastoïdien, du côté droit, existe une tumeur probablement ganglionnaire de la grosseur d'une noisette ; cette tumeur est presque indolente à la pression ; le malade ne s'en est point aperçu ; on ne trouve pas d'engorgement analogue dans les ganglions que peut atteindre la palpation.

Le 22, les phénomènes stéthoscopiques sont modifiés ; en arrière, la matité a presque complètement disparu et la respiration s'entend normalement ; mais, en avant, la poitrine est toujours mate, et l'on entend sous la clavicule un bruit de souffle, à timbre amphorique, limité aux trois premiers espaces intercostaux, accompagné de craquements fins ; l'expectoration du malade est très-rare, difficile et complètement muqueuse. L'œdème des membres supérieurs augmente de jour en jour.

Le 24, on entend également un souffle amphorique en avant, mais on l'entend aussi en un point correspondant en arrière ; dans le reste du poumon la respiration est faible mais normale ; on ne trouve plus de différence à la mensuration entre les deux côtés de la poitrine ; l'oppression n'a pas disparu.

Le 27, le malade est très-affaibli, il a de la peine à se tenir debout sur son lit ; il urine très-peu. — Sirop et vin de quina ; purgation avec 2 grammes de jalap et 30 grammes de sirop de nerprun.

Le 1er février, l'œdème des membres supérieurs devient de plus en plus considérable et contraste d'une façon saisissante avec la maigreur squelettique des membres inférieurs. Le malade s'affaiblit notablement ; la tumeur qu'on sentait à la région sterno-claviculaire a grossi, elle a aujourd'hui la grosseur d'une petite noix ; les phénomènes stéthoscopiques ne varient pas.

Le malade meurt dans la journée du 3 février.

L'autopsie a été pratiquée clandestinement le lendemain ; elle n'a pu porter que sur le thorax.

Nous avons pris sur le sujet les mensurations suivantes :

Poignet gauche, 19 centimètres ;
Coude gauche, 27 centimètres ;
Poignet droit, 20 centimètres ;
Coude droit, 27 centimètres ;
Genou au-dessus des rotules, 29 centimètres ;
Jambes au niveau des malléoles, 22 centimètres.

Au-dessous du sternum, mais sans adhérence avec les os, nous trouvons une tumeur d'aspect encéphaloïde, laissant échapper un liquide épais, occupant tout le médiastin antérieur du sternum à la trachée et mesurant en longueur 12 centimètres de la naissance de l'aorte à la fourchette sternale ; en arrière elle adhère intimement à la trachée ; elle touche à l'œsophage, mais sans le déplacer ni le comprimer ; mais elle est à cheval sur la bronche droite dont elle rétrécit notablement le

calibre ; les nerfs phréniques passent au devant d'elle intacts ; mais il
nous a été impossible de retrouver les pneumogastriques. La tumeur
embrasse aussi la crosse de l'aorte et le tronc brachio-céphalique ar-
tériel qu'il faut disséquer dans son intérieur ; les artères carotide et
sous-clavière gauches sont aussi intéressées à leur naissance, mais
beaucoup plus faiblement ; aucun de ces vaisseaux n'est oblitéré ; il
n'en est pas de même de la veine cave supérieure et des troncs brachio-
céphaliques veineux qui ont été complètement envahis et détruits par
la production morbide, et c'est à peine si on peut suivre les veines
jugulaires et sous-clavières jusqu'à leur point de réunion ; les veines
intercostales ont doublé de volume ainsi que l'azygos, dont l'entrée
dans la veine cave est oblitérée.

De la masse centrale de la tumeur que nous venons de décrire partent
des prolongements importants ; l'un d'eux se dirige, en suivant les
ganglions péritrachéaux, vers la région sus-claviculaire et aboutit à la
tumeur que l'on sentait pendant la vie du malade au-dessus de l'articulation sterno-claviculaire. D'autres prolongements pénètrent dans
le poumon droit en suivant les bronches dans l'étendue de 6 centimètres environ ; on les voit entourer des ganglions hypertrophiés et
mélaniques et comprimer les petits canaux bronchiques ; dans toute
l'étendue du poumon droit que n'a pas envahi la dégénérescence, on
trouve à la coupe les petites branches pleines d'un pus crémeux ; le
tissu pulmonaire environnant est lui-même creusé d'une multitude de
cavernules pleines de pus, qu'on exprime par la pression la plus lé-
gère, comme le liquide d'une éponge. La plèvre est épaisse et présente
de nombreuses adhérences ; elle contient dans sa cavité 500 grammes
environ d'un liquide complètement purulent ; mais elle ne présente rien
qui puisse faire songer à une généralisation cancéreuse. Le poumon
et la plèvre gauches présentent par contre l'aspect le plus normal ; pas
d'adhérence, pas d'épanchement ; nous n'y avons rien vu qui ressemble
à du tubercule ni à une autre dégénérescence. Le cœur, sauf une lé-
gère hypertrophie du ventricule gauche, est normal.

Notre collègue, M. Morat, interne des hôpitaux, s'est chargé de
l'examen microscopique des pièces et nous a remis la note suivante :

« La tumeur laisse sourdre sous le rasoir un liquide épais, lactescent, miscible à l'eau, qui contient une grande quantité de cellules
petites, rondes, se colorant vivement par le carmin, de 12 et 15 millièmes de millimètre. Ces cellules présentent un assez gros noyau
entouré d'une très-légère marque de protoplasma. Elles ont, par conséquent, le caractère des cellules embryonnaires et des cellules lymphatiques. Elles sont contenues dans une trame conjonctive de nature par-
ticulière ; c'est un tissu réticulé, formé de travées de diverses épaisseurs.

Les plus grosses, visibles à un très-faible grossissement, sont parsemées de noyaux, divisées et anastomosées, et rappellent vaguement les alvéoles du carcinome encéphaloïde. Elles s'en distinguent nettement par le réticulum plus fin dont les mailles occupent l'intérieur de ces pseudo-alvéoles. Les petites travées mesurent en général 2 millimètres de diamètre; leurs points d'entrecroisement forment des nœuds dont un grand nombre contiennent des noyaux. Ce tissu réticulé n'est pas uniformément distribué dans la tumeur; il forme de véritables follicules entourés de fentes lymphatiques. Ces follicules, qui, dans certains points, mesurent 2 millimètres, paraissent composés de follicules plus petits, entourés eux-mêmes de fentes lymphatiques plus étroites communiquant avec les grandes. Enfin, de distance en distance, la tumeur est partagée par des cloisons formées de tissu conjonctif ordinaire.

C'est un lymphadénome développé probablement aux dépens des ganglions lymphatiques du médiastin; on y trouve les corpuscules particuliers qu'on rencontre dans les tumeurs provenant du thymus; cette tumeur s'était propagée en présentant les mêmes altérations au poumon droit qu'à sa périphérie. L'examen microscopique n'a présenté que de la pneumonie interstitielle, une partie des alvéoles pulmonaires était comblée par des cellules épithéliales en régression et nulle part on n'a trouvé de tubercule. »

MARCHE, SYMPTÔME, COMPLICATIONS.

Nous avons dit déjà que le lympho-sarcôme se présentait sous deux formes principales : la forme dure et la forme molle.

La variété dure est la moins maligne et celle qui croît le plus lentement; en général elle envahit tout un groupe de ganglions et elle ne tend pas d'abord à se généraliser. Dans les premiers temps de leur croissance, les ganglions lymphatiques restent séparés complètement les uns des autres; mais bientôt il se forme une tumeur multilobée, et dont chaque lobe correspond à une glande lymphatique engorgée; les

Goglioso.   5 rapports des vaisseaux et des nerfs sont changés et rendent l'extirpation presque impossible (Reindfleich). C'est probablement de cette variété dont parle Billroth, lorsqu'en traitant de l'adéno-sarcôme induré il dit avoir extirpé sans inconvénient, «comme on déterre les pommes de terre», plus de vingt ganglions chez le même individu. Cependant la marche même dans cette variété prend quelquefois une extension rapide; c'est ainsi que Langhaus de Marburg en cite une observation dans les Archives de Virchow (traduction de M. Nepveu, *Archiv. de méd.*, 1872).

A cette forme dure se rattache une observation intéressante :

« Un jeune homme de 24 ans fut pris, en juillet 1868, sur le côté gauche du cou, d'une tuméfaction que Roser extirpa en 1870. Mais bientôt après se présentèrent dans le bas-ventre des vomissements, de la diarrhée, puis de l'oppression et enfin de l'œdème. Il avait alors (juillet 1870) des tuméfactions de presque tous les ganglions externes, notamment de ceux du cou; ces derniers formaient des tumeurs rondes, molles, élastiques, indolores. Enfin le malade mourut vingt-cinq mois après la première atteinte ganglionnaire. A l'autopsie, on trouva un gonflement et une induration des ganglions lymphatiques et des follicules spléniques, des nodosités métastatiques dans le foie, le poumon et l'épiploon, et des nodosités assez volumineuses de nature lymphoïde dans la rate. »

Les variétés molles auraient une malignité bien plus grande : « Les formes molles et à grandes cellules, dit Reindfleich, perforent volontiers les parois veineuses et se propagent dans l'intérieur de ces vaisseaux. Il arrive quelquefois que toutes les veines de la partie antérieure du cou ou de la région inguinale, sont remplies par des thrombus sarcomateux qui deviennent une source abondante d'embolies. » Nous

avons cité plus haut une observation de lymphadénome du médiastin, dans laquelle nous avons vu le
produit néoplasique envahir les veines.

D'autres fois après un stade hyperplasique, le produit sarcomateux se distingue par une tendance bien
prononcée à s'étendre rapidement au delà des limites
de la glande lymphatique dans laquelle il a pris naissance (Virchow, Reindfleich). Le tissu conjonctif lâche
du voisinage est infiltré et subit la dégénérescence
sarcomateuse. Bien que ces tumeurs ne présentent
jamais une structure alvéolaire, aucune autre espèce
de sarcôme ne les dépasse sous le rapport de la rapidité de l'accroissement et de la malignité (Reindfleich).

Lorsque l'affection prend ces caractères malins,
l'état général du malade ne tarde pas à s'en ressentir
profondément ; outre l'oppression, la dyspnée, les
menaces de suffocation quand les tumeurs ont leur
siége au cou, il survient de l'anémie, suivie bientôt de
tous les phénomènes de la cachexie ; la pâleur de la
peau et des muqueuses est grande, la faiblesse muscu-
laire extrême, l'amaigrissement progressif et rapide ;
le pouls devient fréquent et petit, tandis que la tem-
pérature reste normale ; le cœur a des palpitations et
l'on y perçoit aisément un bruit de souffle ; parfois
il survient des épistaxis répétées, ou des hydropisies
apparaissent assez longtemps avant la mort ; chez la
femme il y a aménorrhée. Enfin comme phénomènes
ultimes dans certains cas, la pesanteur de ventre ou
de la région splénique qui n'avait souvent pas quitté
le malade, est remplacée par une violente douleur au
moindre toucher. C'est ce que nous avons vu dans le

cas observé dans le service de M. le professeur Gosselin En même temps on voit l'ictère, et des diarrhées
frequentes qui annoncent la terminaison prochaine.

Si le chirurgien trompé sur la nature de la maladie
ou impatient d'en finir avec une affection qui résiste
à tous les moyens internes, en appelle au caustique ou
au bistouri, il s'expose à une récidive excessivement
rapide et violente qui, malgré l'art et la science, fera
passer le malade par la plupart des phénomènes que
nous venons d'énumérer, pour le mener à la même terminaison fatale.

Mais à côté de ces phénomènes généraux qui mar-
quent la dernière période de la maladie, il faut placer
les signes locaux, les complications diverses, et il ne
faut pas oublier la marche initiale.

Si la tumeur est superficielle, elle est visible à l'œil
nu, ou du moins le toucher suffit à la circonscrire et à
en reconnaître différents caractères; si elle est profonde, et dans l'abdomen par exemple, sur l'indication
d'une pesanteur éprouvée par le malade, le palper
suffit souvent à la percevoir; dans la poitrine on se
sert de la percusion et des différents symptômes
rationnels ressentis et indiqués par le malade. La
plupart du temps, l'affection débute insensiblement ;
les malades perçoivent une petite tumeur (cas de
M. Trélat), qui roule sous le doigt et qui ne semble
pas augmenter; cependant au bout d'un temps plus
ou moins long (deux ans, dans l'observation présentée
par M. le professeur Trélat), la tumeur qui petit à
petit, sans faire éprouver aucune douleur au malade,
a pris une certaine dimension, prend tout à coup un

développement considérable sous l'influence d'une marche infectieuse, dont la cause est souvent inconnue : l'irritation traumatique de la région pourrait hâter encore la rapidité de l'infection.

Dans le cas que nous avons observé chez M. le professeur Gosselin, la marche de la tumeur a été lente et progressive, durant l'espace de trois ans et jusqu'au moment de l'opération.

Voici d'ailleurs l'observation que nous avons recueillie à la Charité dans le service de l'éminent professeur de la Faculté :

Observation personnelle.

Félix Chapy, âgé de 16 ans, entre, le 31 mars 1873, dans le service de M. le professeur Gosselin, à l'hôpital de la Charité. Il est couché au n° 35 de la salle Sainte-Vierge.

Son père est mort à l'âge de 39 ans d'une maladie assez longue, sur la nature de laquelle nous ne pouvons avoir aucun renseignement.

La mère vit encore, elle a 43 ans et jouit d'une bonne santé.

Il a deux frères et trois sœurs, tous bien portants.

Quant à lui, il est de petite taille, paraissant maigre, chétif et mal formé pour son âge. Il habite depuis trois mois Paris où il est apprenti chez un corroyeur. Avant cette époque il habitait le département de la Haute-Saône. Il travaillait à la terre, quelquefois jusqu'à être fatigué. Il était mal nourri et on le faisait coucher dans une écurie. Il nie d'ailleurs avoir eu des habitudes de masturbation.

Il ne se rappelle pas avoir jamais été assez malade pour s'être alité. Il n'a eu que de légères indispositions.

Aucune trace de diathèse scrofuleuse n'est appréciable sur son corps. Il n'a eu en effet ni écoulements d'oreille, ni maux d'yeux, ni croûtes dans les cheveux, ni ganglions engorgés avant cette dernière maladie. Nous l'interrogeons avec soin dans ce sens, et les réponses qu'il nous fait sont toutes pour la négative.

Il y a trois ans, il s'aperçut qu'il avait dans l'aine du côté droit une grosseur du volume d'une noisette à peu près, qui ne déterminait aucune douleur, qui même ne le gênait pas en marchant et qui était

apparue sans cause connue et sans qu'il y eût eu le moindre trauma-
tisme.

Peu à peu, la tumeur augmente de volume, mais très-lentement et
sans être accompagnée de douleurs. Ce ne fut qu'il y a deux mois,
alors qu'elle eut atteint à peu près le volume qu'elle présente aujour-
d'hui, que le malade se sentit gêné, mais seulement après de longues
marches. C'est alors qu'il vint à Paris.

Au moment de son entrée à l'hôpital, le 31 mars 1873, on constate
dans la région inguino-crurale droite, au-dessous de l'arcade fémorale,
empiétant un peu sur elle et envahissant la partie supérieure du
triangle de Scarpa, presque régulièrement à la partie moyenne de la
base de ce triangle, une tumeur de la grosseur d'un œuf de dinde.
Cette tumeur est assez régulière et présente cependant à sa partie
supérieure et un peu en dedans un petit lobe qui en fait manifestement
partie, mais qui n'est apparu que depuis un an.

Dure et résistante au toucher la tumeur est mate. Elle est légèrement bosselée à sa surface, sans changement de couleur à la peau qui
est mobile sur elle et a conservé ses caractères normaux. Elle s'enfonce
assez profondément en arrière, mais on ne peut pas la pédiculiser.
Elle est peu mobile, mais on constate bien qu'elle n'adhère pas au
squelette de la région.

Elle n'est pas pulsatile, et en la déplaçant légèrement on sent l'artère fémorale qui bat au-dessous d'elle.

Au-dessus de l'arcade de Fallope, et en déprimant la paroi abdominale, on sent dans la fosse iliaque interne un groupe de ganglions
hypertrophiés mais idolents à la pression comme la tumeur externe.

. Le malade est examiné avec soin. Il porte au cou, sous le maxillaire
inférieur, quelques ganglions engorgés, mais peu volumineux et indo-
lents. L'aisselle est explorée avec attention, on n'y sent rien
d'anormal.

La respiration est normale.

Rien au cœur.

Le foie et la rate paraissent être dans l'état normal.

Quoique cette tumeur de la région inguinale ne détermine pour le
moment que des troubles locaux caractérisés par de la gêne des mouvements et un certain sentiment de pesanteur, comme elle menace de
devenir de plus en plus volumineuse, M. le professeur Gosselin se
décide à l'enlever.

Le 12 avril, il applique le caustique de Vienne en formant une croix
au niveau des diamètres vertical et transversal de la tumeur.

Le 24 avril l'eschare est tombée et M. Gosselin pratique l'ablation
de la tumeur. Incision cruciale dans le tracé de la cautérisation, puis
ésection.

En avant, la tumeur se laisse facilement énucléer, mais en arrière et en dedans, elle envoie des prolongements qui s'enfoncent assez profondément et ne sont enlevés qu'avec beaucoup de peine et de précaution.

Voici le tableau des températures et des pulsations pris après l'opération :

	P.	T.	Soir :	T.	P.
24 avril, matin :	»	» »		38° 8	110
25	110	38° 9		39 6	112
26	120	39		40 4	120
27	116	39 9		40	116
28	100	39 8		39 9	116
29	100	38 3		39 5	108
30	104	39 2		40 2	112
1er mai	92	37 2		38 2	95
2	108	37 2		37 5	88
3	100	37 8		37 4	90
4	92	37 6		37	96
5	98	37 8		37 2	90
6	86	37 6		37 4	88

La plaie marche vers la cicatrisation sans qu'il soit survenu ni hémorrhagie ni érysipèle. Mais bientôt la tumeur intra-abdominale se développe avec rapidité et augmente considérablement jusqu'à refouler la paroi abdominale. Elle est mollasse, un peu douloureuse à la pression. Le malade se plaint d'engourdissement et de fourmillements dans le membre abdominal correspondant qui est un peu œdématié.

Le 10 mai, à la visite du soir, le malade se plaint de ne pouvoir remuer les jambes, et l'on constate alors l'existence d'une paraplégie. Les fonctions digestives et la miction ne sont pas altérées.

Le 12 mai le malade se plaint de douleurs vives et lancinantes, en ceinture ; en même temps on s'aperçoit qu'il a mouillé son lit et qu'il a de l'incontinence d'urine.

Le 15 mai il se plaint d'un point de côté violent siégeant à gauche, surtout en arrière, et que la pression exaspère. A l'auscultation, bruit de souffle, affaiblissement du murmure respiratoire, égophonie, matité à la percussion dans toute la hauteur du poumon gauche.

Le 16 mai le malade ne peut plus retenir ses matières fécales.

Le 18 mai il tombe dans le coma et meurt quelques jours après.

Autopsie. — Voici les lésions que nous trouvons : la plaie n'est pas complétement cicatrisée, elle est recouverte encore d'une couche grisâtre, friable qui recouvre les vaisseaux de la région et le nerf crural.

Il n'y a aucune communication avec la masse ganglionnaire intra-abdominale. Celle-ci est volumineuse, irrégulière, bosselée, s'étalan sur le muscle iliaque dont l'aponévrose est détruite et dont les fibres musculaires sont dissociées sur une assez grande étendue.

Elle ne comprime ni la vessie, ni le rectum ; elle s'est principalement développée au niveau de la fosse iliaque. Les vaisseaux iliaques et le nerf crural sont recouverts par la tumeur sans être englobés par elle. A la coupe, cette tumeur est constituée par un tissu mou et présente une coloration grisâtre. Les ganglions prévertébraux dans l'abdomen sont hypertrophiés ; ils forment une chaîne qui ne descend pas dans le petit bassin et ne communique pas avec la masse ganglionnaire de la région iliaque.

Les ganglions mésentériques sont aussi envahis par groupes disséminés.

Le foie est sain.

Il en est de même de la rate qui n'est pas plus volumineuse qu'à l'état normal.

La cavité thoracique est ouverte. Le cœur n'est pas altéré.

Le poumon droit est sain. A gauche on se trouve en présence des lésions d'une pleurésie purulente.

Quand la cavité pleurale eut été vidée du pus qu'elle renfermait, on vit une tumeur oblongue à grand diamètre vertical siégeant au niveau du corps des cinquième, sixième, septième et huitième vertèbres dorsales et des articulations costo-vertébrales correspondantes qui étaient envahies et dissociées.

A la coupe, les vertèbres altérées présentent un tissu spongieux, infiltré en certains points d'une substance grisâtre et mollasse.

La tumeur, d'une consistance également molle, est coupée ; le tissu qui la forme est comme lardacé, présentant çà et là des points plus ramollis que d'autres ; elle offre la plus grande analogie comme apparence avec la tumeur de la région iliaque interne.

Examen microscopique. — L'examen de la tumeur au microscope a été fait par M. Robin, interne dans le service de M. le prof. Gosselin, et M. Cornil paraît l'avoir examinée superficiellement. Malheureusement les résultats de l'examen n'ont pas été écrits alors et je n'ai pu recueillir que de vive voix des renseignements incomplets. Néanmoins, et ceci est hors de doute, il s'agissait d'une tumeur formée de tissu lymphadénoïde.

M. Cornil a dit qu'il s'agissait d'un ganglion hyperplasié à un degré très-prononcé, c'est-à-dire que la
tumeur appartenait à la classe des lymphadénomes ;
et en effet M. Robin rencontre une grande quantité de
cellules à forme embryonnaires ou lymphatiques ren-
fermées dans les mailles d'un fin réticulum, qui pourtant semblait manquer par place. Avait-on affaire à
un lymphadénome à type pur, ou à un lymphadénome à éléments plus avancés, à grandes cellules par
exemple, c'est-à-dire à un lympho-sarcome vrai ? La
tumeur ne paraît pas avoir été examinée à ce point
de vue.

COMPLICATIONS.

Les symptômes locaux différeront encore selon la
région occupée par la tumeur ; ainsi dans la région du
cou qui est le siége le plus fréquent du lympho-sarcôme,
les complications pourront se présenter en grand nombre, lorsque la tumeur, en se développant, donnera lieu
à des compressions diverses ou au déplacement des
organes.

Par la compression de la carotide ou de la jugulaire,
il faudra craindre l'anémie cérébrale ou la congestion
et l'apoplexie ; par la compression de l'artère sous-
clavière, de la veine, ou du plexus brachial ; l'anémie,
les dilatations veineuses, l'œdème, les fourmillements
et les douleurs dans le membre supérieur. Si la tumeur
atteint le pneumogastrique ou le récurrent, il y a des
troubles du côté du cœur et de la respiration, ou du
côté de la phonation ; si elle comprime, au contraire, le
pharynx et l'œsophage, ou le larynx et la trachée, il

y a ou de la gêne dans la déglutition, ou bien une me-
nace d'asphyxie devenant de plus en plus imminente. Cette dernière complication apparaît surtout dans les tumeurs du médiastin, et nous avons vu que dans deux observations nous montrant la tumeur développée daṉs cette région, il était survenu une pleurésie mor-
telle. A l'aine et à l'aisselle il pourra se présenter également des fourmillements, des douleurs, de l'œ-
dème ; et dans l'abdomen les tumeurs mésentériques s'accompagneront parfois d'ascite due à la compression des affluents de la veine porte.

En résumé, nous voyons que, tant par sa marche générale et son envahissement progressif et continu, que par ses complications locales, selon la région qu'il habite, le lympho-sarcôme est une affection presque toujours fatale.

DIAGNOSTIC.

Faire le diagnostic du lympho-sarcôme n'est pas une tâche facile, aussi bien au point de vue clinique qu'au point de vue anatomique. Nous avons passé en revue les principaux signes qui se rattachent à cette affection ; une tumeur petite d'abord, tantôt unique, molle et se propageant en masse, tantôt multiple, dure, roulant sous le doigt, indolente, non adhérente à la peau, très mobile au début, sans gêne pour le malade, se développant souvent, avec une extrême lenteur dans les premiers temps, pour prendre à un moment donné une marche rapide qui amènera les symptômes locaux et généraux que nous avons énumérés, tels sont les principaux phénomènes qui pourront éclaircir le diagnostic du lympho-sarcôme. Mais il y a ici de nombreuses causes d'erreur contre lesquelles il est nécessaire de se mettre en garde ; aussi il importe de déterminer d'abord le siége de la tumeur, et de suivre ces quelques règles générales énoncées dans la thèse de concours de M. Bergeron :

1re La tumeur a son point de départ dans une région où il y a des ganglions.

2e Cette tumeur est multiple en forme de chapelets, au moins à ses débuts (Despretz, Diagn. chirurg., page 249).

3e Les tumeurs sont mobiles sur les parties sousjacentes, au moins au début ; elles sont nettement circonscrites.

4e Les organes environnants, en particulier les organes glandulaires, sont sains.

Si l'on ajoute à cela l'examen anatomique et histologique qui permet de découvrir des vestiges de vaisseaux lymphatiques, la disparition des ganglions dans une région où il y en a ordinairement, la présence d'une tumeur adénoïde lobulée, multiple, la présence également des glandes voisines intactes (les glandes salivaires, le corps thyroïde, le thymus dans la région du cou), on peut affirmer avec certitude que la tumeur avait son siége dans un ganglion. En dehors de cet examen complet il n'y a souvent que des probabilités, il faut s'en rapporter à la marche connue des tumeurs ganglionnaires, faire leur diagnostic différentiel avec les tumeurs non ganglionnaires, et celui des tumeurs ganglionnaires entre elles.

Tumeurs non ganglionnaires. — Nous passerons rapidement sur les tumeurs n'ayant pas leur siége dans les glandes lymphatiques, et pouvant donner lieu à une cause d'erreur pour le diagnostic.

Les tumeurs chroniques, dit Bergeron, qui peuvent donner le change avec les tumeurs ganglionnaires, sont : les anévrysmes, les tumeurs érectiles, les kystes séreux, les kystes sébacés, les kystes sanguins, les lipomes, les chondromes, les corps étrangers de l'œsophage et les tumeurs consécutives à son rétrécissement, la hernie du poumon, les tumeurs hydatides, les tumeurs de la parotide ou de la glande sous-maxillaire, les goîtres ou tumeurs du corps thyroïde, les tumeurs des os, os maxillaire et clavicule.

Une tumeur ganglionnaire pouvant être soulevée par les battements des artères, il sera possible de la confondre avec un anévrysme ; il faudra se rappeler alors que les anévrysmes sont doués de mouvements d'expansion, et laissent entendre un bruit de souffle caractéristique.

Les tumeurs érectiles siégent en général dans la peau, leur couleur, leur apparence serviront à les faire reconnaître ; mais lorsque la tumeur siégera dans le ganglion même (adénolymphocèle d'Anger, lymphangiome de Nepveu, lymphangiectasie de Verneuil), le diagnostic sera parfois difficile. Mais le siége de ces tumeurs est généralement dans l'aine, et la sensation de cordons enroulés, de noyaux épars, la réduction partielle de la tumeur (Th. d'Anger, Des tumeurs érectiles lymphatiques. Paris 1862) suffiront souvent à éclairer le praticien. Cependant une partie de ces signes

peuvent quelquefois manquer, et dans un cas d'une
tumeur semblable observée et recueillie par M. Delens
à l'hôpital des Cliniques, alors que le médecin qui
amène la malade «a pensé qu'il pouvait y avoir là une
poche anévysmale avec formation de caillots épais
donnant à la tumeur sa consistance,» M. le professeur
Dolbau rectifie le diagnostic en s'appuyant notamment
sur le manque de réductibilité, et déclare avoir affaire
à une tumeur érectile développée dans une masse
ganglionnaire.

Les kystes sébacés proéminent sous la peau à laquelle ils adhèrent fortement.

Les kystes séreux, hydatiques, sanguins, donnent
la fluctuation ; de plus, les kystes séreux sont ordinairement congénitaux, et les kystes hydatiques présentent parfois le frémissement hydatique.

Les lipomes pourraient se confondre, jusqu'à un
certain point, avec une tumeur ganglionnaire ; leur
facile déplacement, la non-adhérence à la peau, les en
rapprochent.

Il faut se rappeler qu'ils présentent en général une
mollesse caractéristique, une fausse fluctuation et une
marche lente, progressive et continue. Néanmoins il
existe une variété de lipomes dite sarcomateuse ou
vasculaire qui pourrait aussi bien, par sa marche que
par sa structure, être confondue avec une tumeur maligne. Nous avons observé l'année dernière dans le
service de M. le professeur Gosselin un homme qui
portait une tumeur énorme dans le dos, au niveau de
la partie inférieure de l'omoplate droit ; cette tumeur
avait progressé lentement pendant des années et avait

pris tout à coup une marche assez rapide, accompagnée de certaines douleurs et d'amaigrissement chez le malade. A l'examen clinique cette tumeur présentait des points durs et des points mous ; elle était assez mobile et ne présentait pas d'adhérence à la peau. M. le professeur Gosselin diagnostiqua une tumeur très-probablement lipomateuse ; à l'opération elle dut être enlevée par morceaux et une grande quantité de ligatures furent faites. A l'examen microscopique la tumeur apparut sillonnée de vaisseaux innombrables et fut reconnue pour être un lipome vasculaire.

Dans les régions ganglionnaires et spécialement avec l'affection que nous avons étudiée, les rapports pourraient être d'autant plus frappants, que cliniquement la marche du lympho-sarcôme est la même, et que d'autre part le sarcôme lymphadénoïde, dit Rindfleisch, prend souvent le type lipomateux, c'est-à-dire que les cellules qui le composent se remplissent de graisse sans néanmoins subir la destruction.

Les tumeurs fibreuses développées sur un os et ayant envahi la région cervicale présenteront une adhérence à l'os très-appréciable.

« Les corps étrangers, les tumeurs de l'œsophage, dit Bergeron, présentent des symptômes particuliers du côté de l'œsophage, qui précèdent en général l'apparition de la tumeur qui est relativement petite. Les tumeurs ganglionnaires ne gênent la déglutition que quand elles sont devenues volumineuses.

La hernie du poumon peut se montrer dans la région sus-claviculaire, mais elle est réductible d'elle·même pendant l'inspiration, et à la main pendant l'expiration. Elle est crépitante sous le doigt et parfois sonore à la percussion et à l'auscultation, on entend l'arrivée de l'air.»

Les véritables difficultés se présentent à propos des tumeurs des glandes parotidiennes et sous-maxillaires. La glande parotide présente des ganglions à son niveau et jusque dans son épaisseur ; aussi l'erreur de diagnostic est-elle facile à faire, et a-t-elle été frequemment faite. Cependant il existe plusieurs signes importants qui peuvent mettre sur la voie. Dans l'enchondrome même à forme molle, disait le professeur Nélaton, il existe souvent, à la partie supérieure de la tumeur, un cordon dur qui se prolonge jusqu'au lobule de l'oreille et qui est une cause de gêne dans l'extirpation. L'adénome a une marche excessivement lente, la tumeur n'adhère pas à la glande, elle se déplace facilement ; et nous avons entendu dire à M. le professeur Broca qu'il semble que l'on tienne à la main une plaque plus ou moins épaisse, sur laquelle il se serait produit comme des bourgeonnements, tandis qu'une tumeur ganglionnaire donne la sensation d'une masse souvent informe, plus arrondie, lobulée, multiple. La distinction il est vrai est délicate ; mais nous pensons qu'en pareil cas il ne faut rien négliger.

Pour les tumeurs de la glande sous-maxillaire, les difficultés deviennent insurmontables. Dans un cas bien connu MM. Verneuil et Bourdon durent attendre les résultats de l'autopsie. Des cas assez nombreux d'erreurs complètes dans le diagnostic, où l'on avait pris une tumeur ganglionnaire pour une tumeur de la glande sous-maxillaire et réciproquement, ont été

signalés tant en France qu'à l'étranger. Il faudra donc
s'entourer de toutes les précautions possibles et tàcher
surtout de s'éclairer par la marche de l'affection.

Tumeurs ganglionnaires. — Nous éliminerons d'em-
blée les adénites aiguës trop bien caractérisées par la
rougeur, la chaleur, la douleur, la tuméfaction, la
fièvre et même les frissons lorsque la plupart du temps
il y a tendance à la suppuration franche. Les engorgements ganglionnaires dus à une infection générale
comme dans la morve, la fièvre typhoïde, la syphilis
peuvent également être mis à part.

Nous n'avons pas à nous occuper ici du cancer secondaire dû à une affection de voisinage, et nous ne
pouvons décrire le kyste simple des ganglions, M. Bergeron, dans sa thèse de concours, n'en ayant cité après
nombreuses recherches qu'une seule observation de
A. Richard contestée par Lebert à la Société de chirurgie.

Quant à la tumeur décrite sous le nom d'anénolym-
phocèle (Anger), (lymphangiome de Nepveu, lymphangiectasie de Verneuil), nous en avons parlé plus
haut à propos des tumeurs érectiles.

Tout l'intérêt de la question se porte donc sur un
nombre assez restreint de tumeurs chroniques ; les
engorgements scrofuleux, le tubercule primitif, le
cancer primitif et la série des diverses hyperplasies
ganglionnaires, depuis le lymphadénome à type pur
ou accompagné de phénomènes secondaires comme
dans l'adénie et la leucocythémie, jusqu'au lympho-
sarcôme malin.

Engorgements scrofuleux. — Le diagnostic d'une tumeur scrofuleuse est relativement facile si le malade a présenté dans ses antécédents, certains signes non équivoques : des engorgements ganglionnaires survenus sans causes apparentes ou à la suite d'éruptions humides de la peau et disparus à la suite d'un régime tonique et fortifiant ; des maux d'yeux fréquents, tenaces, ne cédant qu'à un régime reconstituant, des écoulements d'oreille et des catarrhes nombreux, surtout de la pituitaire suivant de près les moindres imprudences.

La présence d'une tumeur empâtée, pas toujours mobile, paraissant adhérente au tissu cellulaire par suite de périadénite, et surtout la tendance à la suppuration expliquent suffisamment la nature de la maladie. Voilà comment Virchow s'exprime à ce sujet :

« Les scrofules présentent de très-bonne heure des processus nécrobiotiques, il se produit des régressions, et si la tumeur glandulaire atteint un certain développement, les éléments finissent par dépérir, ce qui conduit à l'ulcération. C'est ce qui n'arrive pas dans l'hypertrophie ganglionnaire. Les ganglions peuvent devenir très-volumineux, mais dans ce cas ils ne s'indurent pas, ils ne présentent pas à la coupe d'apparence caséeuse, et ils ont toujours le caractère de ganglions qui fonctionnent ; la fonction persiste, elle est même quelquefois exagérée.

En même temps, les parties environnantes sont altérées, et on rencontre souvent dans la scrofulose ces périadénites qui déterminent entre les différentes glandes affectées, une induration calleuse, transformant

peu à peu tout le paquet en une masse noduleuse,
cohérente en elle-même et adhérente aux parties voisines. »

Néanmoins, si l'on considère qu'entre le type sain
et le type franchement scrofuleux il y a tous les degrés
possibles, on comprendra qu'une tumeur strumeuse
puisse se développer sur un malade n'ayant présenté
d'abord aucun symptôme pouvant annoncer qu'il est
sous la diathèse scrofuleuse. Il peut y avoir hésitation,
au début surtout, à se prononcer sur la véritable nature de la maladie ; la marche seule peut nous tirer
d'embarras.

Il y a en ce moment dans le service de M. le professeur Gosselin, salle des hommes n° 32, un homme qui
est entré pour se faire enlever une tumeur qu'il porte
dans l'aine du côté gauche. La constitution est délicate, mais ni l'examen général, ni les commémoratifs
ne permettent d'affirmer sûrement que ce malade soit
sous la dépendance de la scrofulose ; cet homme est
tailleur, fatigue peu par conséquent, et ne présente
aucune lésion ni sur le parcours du membre inférieur
ni sur la verge. Il y a cinq semaines, dit-il, il a senti
dans la région inguinale une petite tumeur ronde, roulant facilement sous le doigt, qui, petit à petit, s'est
développée sans douleur et sans gêne. Aujourd'hui,
cette tumeur a pris un certain développement, elle est
dure, assez mobile, non adhérente à la peau, et elle ne
présente aucune douleur ; il ne semble y avoir, pour le
moment du moins, aucune tendance à la suppuration ;
enfin, l'on perçoit dans la région iliaque un faible engorgement des ganglions. M. le professeur Gosselin,

s'appuyant sur sa vaste expérience, a fait le diagnostic suivant : «Adénite chronique inguino-iliaque peut-être tuberculeuse (constitution délicate). » C'est dans ces cas que les praticiens moins expérimentés que le savant professeur de l'École, pourraient rester dans l'indécision ; et n'était la dureté de la tumeur qui exclut du moins l'idée de lympho-sarcôme à marche foudroyante (lympho-sarcôme mou), je dirais que c'est dans des cas semblables qu'après s'être servis du bistouri ou du caustique, il ne faudrait pas trop s'étonner de voir l'affection dévoiler tout à coup une nature maligne. Mais ici, dans tous les cas, l'inconvénient de l'intervention chirurgicale ne serait pas la même, car la tumeur est dure, et, si l'on en croit Billroth et ses observations, seule, l'extirpation au début dans les lympho-sarcômes durs peut donner au malade quel· quelque chance de salut.

Tubercules primitifs. — L'affection tuberculeuse primitive des ganglions est assez rare. Elle se distingue anatomiquement par la granulation tuberculeuse qu'elle présente, et a été décrite par Virchow, Robin, Cornil ; mais cliniquement ce signe ne peut servir et il faut se rabattre sur la marche de la maladie. Les tumeurs tuberculeuses ne prennent jamais une dimension bien grande ; elles se ramollissent et, comme dans la scrofule, ont une tendance prononcée à la transformation caséeuse, mais elles se distinguent de celle-ci par leur marche plus rapide et par la fonte plus complète du ganglion.

Souvent le malade présente un état général mauvais

et une hérédité fâcheuse ; d'ailleurs, rarement l'affection reste limitée, des tubercules se développent bientôt dans les ganglions voisins ou dans d'autres organes et le malade en commençant à maigrir marche rapidement vers l'état cachectique. Cependant au début l'hésitation est permise, et lorsque la maladie dans sa marche sort des règles normales.

Dernièrement, dans le service de M. le professeur Gosselin à la Charité, une femme fut opérée d'une tumeur tuberculeuse qu'elle portait dans l'aine. La malade ne présentait ni hérédité ni antécédents mauvais ; l'état des organes et l'état général étaient aussi bons qu'il était possible de le désirer. La tumeur, alors que nous l'avons observée, présentait un trajet fistuleux, unique et profond. M. le professeur Gosselin, se basant sur sa longue pratique et ses nombreuses observations, posa en règle : « que lorsqu'il y avait tuberculose des ganglions inguinaux il y avait engorgement des ganglions iliaques. » Ceux-ci pourtant n'étaient pas engorgés chez la malade ; néanmoins après diverses considérations remarquables sur la marche comparative des tumeurs scrofuleuses et tuberculeuses, l'éminent chirurgien de la Charité se rattacha complètement à l'idée de tuberculose unique des ganglions inguinaux tout en regardant le fait comme d'autant plus insolite qu'il se présentait chez une femme si bien portante.

Si dans un cas pareil le doute est encore permis entre deux affections ganglionnaires généralement assez connues et à marche quelque peu différente, alors même que la suppuration s'est établie, combien

l'hésitation n'était-elle pas permise avant l'établisse-
ment de cette suppuration qui, en apparaissant,
rejette toute idée d'hyperplasie idiopathique.

Cancer primitif. — Au début de la maladie le cancer primitif sera toujours difficile à diagnostiquer
d'une hyperplasie ganglionnaire à type pur, et lorsqu'il montrera sa malignité, du lympho - sarcôme
malin. Toutefois ici comme dans les autres affections
que nous avons passées en revue, la marche de la
maladie viendra la plupart du temps nous éclairer ;
souvent on pourra constater la dureté de la tumeur,
les douleurs lancinantes ou ressemblant, au dire des
malades, à la sensation que produirait une araignée
creusant les tissus, les changements de couleur à la
peau et son adhérence à la tumeur ; enfin les symptômes généraux caractéristiques du cancer viendront
s'ajouter de bonne heure à ces signes locaux.

Comme nous l'avons vu, à toute règle il y a exception ; aussi ne faudra-t-il pas s'en rapporter complètement au tableau que nous venons de tracer. M. Bergeron (dans sa thèse de concours) cite une observation
de cancer primitif des ganglions excessivement curieuse et instructive qui lui a été communiquée par
M. le professeur Verneuil.

« M. C..., 20 ans, petite taille, constitution faible, pâleur de visage,
anémie très-prononcée, cependant actif, énergique, jamais souffrant,
vient de Californie pour se faire opérer d'une tumeur volumineuse,
siégeant sur la partie latérale du cou. » Dès l'âge de douze ans le
malade avait senti à ce niveau plusieurs petites tumeurs roulant sous
le doigt ; à l'âge de 18 ans, il part pour la Californie comme employé
de commerce ; près de la mer il prend de nombreux bains et les tu-

meurs n'en continuent pas moins à progresser. Enfin, médicaments internes et fondants ayant échoué, il revient en France pour se soumettre à une opération. M. le professeur Verneuil constate la présence d'une tumeur de la grosseur d'une orange, s'étendant de la région parotidienne à la région sous-maxillaire. Après y avoir fait diverses ouvertures, il introduit le cautère olivaire et établit diverses communications entre les ouvertures. Tout se passa pour le mieux d'abord : les eschares tombèrent, la suppuration s'établit, la tumeur s'affaissa, la plaie postérieure se ferma et la cavité centrale commença à se combler. Mais au moment où le but paraissait atteint, lorsque la suppuration commença à se tarir, la périphérie se gonfla, s'arrondit, « et il fut évident que de nouvelles glandes ou peut-être celles qu'avaient épargnées la cautérisation, s'hypertrophiaient de nouveau. » M. le professeur Verneuil se décide alors à faire une opération plus radicale. Il emploie le bistouri et enlève ce qu'il peut de la tumeur, c'est-à-dire la majeure partie. Les trois premiers jours qui suivirent l'opération se passèrent bien ; mais le quatrième, il apparaît, du côté de l'abdomen, des phénomènes violents accompagnés d'un état général inquiétant qui, en deux jours, amène la mort du malade.

La tumeur, examinée par deux histologistes, fut reconnue pour être de nature essentiellement maligne.

« J'ai à me reprocher, dit M. Verneuil, de n'avoir point examiné au microscope la matière pulpeuse extraite des ponctions lors de la première opération ; j'aurais dès ce moment rectifié mon diagnostic et modifié mon plan opératoire, je n'aurais point employé la cautérisation qui ne pouvait me donner aucun résultat, et j'aurais tenté l'extirpation. En cas de récidive, je n'aurais pas entrepris une seconde opération et j'aurais laissé mon malade mourir tranquillement.

« A cette époque, je ne connaissais pas comme maintenant la marche lente et insidieuse de ces maladies, et me fondant sur les antécédents, sur la durée du mal, sur l'indolence absolue, et sur l'intégrité des

grandes fonctions, j'avais porté le diagnostic [d'adé-
nopathie scrofuleuse et agi en conséquence. »

Il est inutile d'insister sur les difficultés de diagnostic en pareille circonstance ; ne voit-on pas en effet que
cette tumeur, décrite par M. Verneuil, et classée par
M. Bergeron dans les cancers primitifs des ganglions,
affecte tellement la marche du lympho-sarcôme, et de
certaines variétés de lymphadénomes, que l'on est
tenté de la ranger parmi ces dernières affections.

Des différentes tumeurs hyperplasiques.— Lorsqu'il
s'agit de différencier entre elles les diverses tumeurs
hyperplasiques, les difficultés s'agrandissent et deviennent souvent insolubles. La multiplicité des
tumeurs, leur généralisation rapide, nous permettent
de croire à cette affection décrite par Trousseau sous
le nom d'adénie ; la présence des globules blancs
nombreux dans le sang, nous laisse reconnaître la
lencocythémie. Mais la difficulté de diagnostic se
montre dès qu'il s'agit de tumeurs non généralisées,
locales, et ne s'accompagnant pas des phénomènes de
leucémie. Pourra-t-on dire si l'on a affaire à une affection bénigne, à une affection fatale et à marche lente,
ou bien à une affection maligne et rapide ? Sera-t-il
facile de séparer l'hyperplasie ganglionnaire simple
du lymphadénome donnant des tumeurs secondaires,
et celui-ci du lympho-sarcôme vrai ? Nous avons vu
combien peu était facile le diagnostic anatomique.
Dans la clinique il règne la même obscurité ; M. Bergeron dans sa thèse tend à faire disparaître l'hyperplasie ganglionnaire simple. Dans une thèse récente

au contraire (1), l'auteur, s'appuyant sur plusieurs observations communiquées par M. le professeur Verneuil, décrit cette affection sous le nom de lymphadénome, la regarde comme bénigne et prononce un pronostic favorable. Pour Billroth, l'affection devrait avoir une marche défavorable par l'extension toujours croissante de la tumeur, mais l'intervention chirurgicale, au début, dans certaines variétés dures et à marches lentes aurait un résultat certain.

Serait-il plus facile de différencier le lymphadénome à type pur (Ranvier) donnant des tumeurs secondaires et à marche fatale, du lympho-sarcôme ? Peut-être la marche de la maladie dans certains cas seulement pourrait-elle répondre. D'ailleurs, il n'est peut-être pas d'un intérêt bien puissant de pouvoir séparer cliniquement des tumeurs qui sont regardées, par plusieurs auteurs, comme les différents degrés d'une même maladie, que l'on a dû placer dans le même cadre nosologique, et dont le début et la terminaison sont généralement les mêmes.

PRONOSTIC.

Comme nous venons de le voir, il sera toujours difficile d'établir au juste le diagnostic, de prévoir la marche et par conséquent de se prononcer sur la gravité du mal, et surtout de dire si le danger devient imminent.

(1) Legallois, Du lymphadenome.

Lorsqu'il n'y aura plus de doute sur la nature de la maladie, il faudra porter un pronostic toujours défavorable. Il est vrai que les tumeurs dures, petites, uniques, ce qui est rare, ou ayant envahi un groupe de ganglions, laissent une espérance et une porte de salut ouverte par l'extirpation au début; mais les tumeurs molles, souvent uniques, à marche envahissante, formant bientôt une masse plus ou moins considérable, ne laisseront aucun espoir, et l'opération ne fera pour ainsi dire que les irriter, et la récidive, qui ne se fera pas attendre, apprendra bientôt au chirurgien la véritable nature de la maladie, celle du lympho-sarcôme vrai.

En résumé, en présence de cette affection, il faut entrevoir une terminaison fâcheuse dans un temps plus ou moins rapproché, regarder le pronostic comme excessivement grave et la guérison comme une exception.

TRAITEMENT.

On a essayé contre cette affection les divers traitements internes, reconstituants ou altérants; les anti-scrofuleux ont été donnés évidemment sans succès par Billroth. L'iodure de potassium a été employé par tout le monde. M. le professeur Verneuil a ordonné à ses malades, et avec un certain succès, le phosphore à l'intérieur, à la dose de 1 à 3 milligrammes.

Toutes les pommades fondantes sont venues échouer devant ces tumeurs.

Langenbeck aurait obtenu un certain succès dans un cas où il avait employé les injections iodées; mais cette observation est discutée et presque niée par Virchow.

L'érysipèle, survenant au milieu d'un traitement irritant, aurait-il un effet favorable sur la tumeur? Voici ce que nous trouvons dans Reindfleich (Anatomie pathologique) :«Pour la thérapeutique ce sont des noli me tangere, et cependant on a signalé des exemples de ces sarcômes dégénérés en graisse, et résorbés consécutivement à un érysipèle. »

Reindfleich parle ici des formes les plus malignes du lympho-sarcôme, principalement de celui qui, non content de se développer rapidement dans la glande, en sort pour envahir le tissu cellulaire environnant. Peut-on admettre de semblables idées? Nous avons cherché, nous avons interrogé les auteurs, et nous n'avons pu trouver d'exemple de pareils faits. Aussi est-il difficile de croire à une pareille intervention surtout si complète, lorsqu'il s'agit de tumeurs malignes à un tel degré; et n'est-il pas permis de jeter un doute sur une affirmation qui aurait besoin d'un certain nombre de faits authentiques basés sur un diagnostic rigoureux et complet?

Le véritable traitement de ces sortes de tumeurs est le traitement chirurgical. Mais dans quelle proportion faut-il opérer? Doit-on opérer? Faut-il toujours opérer? M. Trélat s'exprime ainsi à la Société de chirurgie : « Ce que j'avais observé m'a conduit à formuler cette proposition que je ne crois pas devoir opérer un sarcôme ganglionnaire. En effet, alors que rien ne me le faisait supposer, une généralisation du mal existait. »

M. Verneuil pense qu'il faut intervenir une première fois, et qu'en cas de récidive il n'y a plus qu'à laisser le malade mourir tranquillement.

Voici les bases posées par M. Panas à la Société de chirurgie : « Tant que la lésion paraît localisée dans une seule région du corps, que la rate reste normale, ainsi que les autres parties du système lymphoïde et lymphatique, que le sang ne présente pas de globules blancs en excès, que la santé reste bonne, et que l'on ne prévoit pas de trop grands dangers opératoires, il est permis d'opérer, tout en faisant des réserves sur la possibilité d'une récidive. Dans les conditions opposées, sauf nécessité absolue (asphyxie, gêne de la déglutition), ne pas opérer. »

Nous rappellerons encore qu'au début de la maladie les chances paraissent plus favorables, et que les formes dures, principalement, laissent un espoir de succès plus grand, sans doute à cause de leur lenteur de développement et de leur généralisation plus tardive.

BIBLIOGRAPHIE

Caubère. — Hypertrophie générale des ganglions lympha
tiques. Th. Paris, 1859.

Verneuil. — Recherches sur l'hypertrophie simple des
ganglions lymphatiques. Gaz. hebd., 1854.

Potain. — Des lésions des ganglions lymphatiques viscéraux
Th. d'agrég., 1860.

Cossy. — Mémoire sur l'hypertrophie simple plus ou moins
généralisée des ganglions sans leucémie. Echo méd.
de Neufchâtel, t. V, 1861.

Nicaise. — Notes sur la leucocythémie et l'adénie et les
tumeurs lymphatiques. Gaz. méd., 1866.

Galoy. — Leucocythémie. Th. Paris, 1864.

Lebert. — Abhandlungen, p. 154, 157.

Hilman. Transact. of the path. Soc. London, vol. X, p. 248.
Langenbeck. — Archiv. für klin. Chirurgie, t. I, p. 64, —
p. 60.

Trousseau. — Clinique médicale, t. III.

Virchow. Tome II des tumeurs, p. 205, 369.

Virchow. — Tome III des tumeurs.

BILLROTH. — Éléments de pathologie générale. (De l'adé-nome et de l'adéno-sarcôme, 1868.)

BILLROTH. — Deutsche Klinik, 1856, n° 6.

LANGHAUS DE MARBURG. — Lympho-sarcôme malin. Virchow. Archiv., 11 avril 1872.

BERGERON. — Tumeurs ganglionnaires du cou (Th. d'agrég., 1872).

GROCLER. — Du lymphadénome, 1873.

LEGALLOIS. — Du lymphad. ou de l'hypertrophie simple 1873.

REINDFLEICH. — Histologie pathologique.

HEILK. — Archiv. f. Physiolog., 1871. Deux observations de lymphome.

CORNIL ET RANVIER. — Histologie pathologique.

RANVIER. — Gaz. des Hôpitaux, 1872.

TRÉLAT. — Gaz. des Hôpitaux, 1872.

NEPVEU. — Archiv. génér. de médecine, 1872, t. II, p. 79.

LANNELONGUE. — Gaz. Hôp., 1872, p. 321 et 330. Gaz. hebdomadaire, 1872, p. 29.

LYON MÉDICAL, t. V, 1869.

LYON MÉDICAL (année 1872).

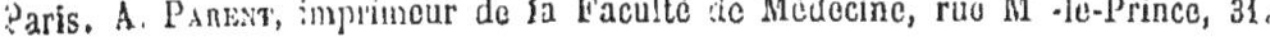
Paris. A. PARENT, imprimeur de la Faculté de Médecine, rue M.-le-Prince, 31.

9 782013 558204